◎燕京医学流派传承系列丛书◎

燕京中医肿瘤学派源流及发展

主　编　王笑民　杨国旺

U0346248

全国百佳图书出版单位
中国中医药出版社
·北 京·

图书在版编目（CIP）数据

燕京中医肿瘤学派源流及发展 / 王笑民，杨国旺
主编 . — 北京：中国中医药出版社，2022.11
（燕京医学流派传承系列丛书）
ISBN 978−7−5132−7246−9

Ⅰ . ①燕…　Ⅱ . ①王…　②杨…　Ⅲ . ①中医学—肿瘤
学　Ⅳ . ① R273

中国版本图书馆 CIP 数据核字（2021）第 205948 号

中国中医药出版社出版
北京经济技术开发区科创十三街 31 号院二区 8 号楼
邮政编码　100176
传真　010−64405721
河北品睿印刷有限公司印刷
各地新华书店经销

开本 880×1230　1/32　印张 6　字数 130 千字
2022 年 11 月第 1 版　2022 年 11 月第 1 次印刷
书号　ISBN 978−7−5132−7246−9

定价　36.00 元
网址　www.cptcm.com

服 务 热 线　010−64405510
购 书 热 线　010−89535836
维 权 打 假　010−64405753

微信服务号　zgzyycbs
微商城网址　https://kdt.im/LIdUGr
官 方 微 博　http://e.weibo.com/cptcm
天猫旗舰店网址　https://zgzyycbs.tmall.com

如有印装质量问题请与本社出版部联系（010−64405510）

《燕京医学流派传承系列丛书》
编委会

《燕京中医肿瘤学派源流及发展》
编委会

序　言

　　"燕京医学流派"是以北京地区中医名家为主体融合而成的地域性中医学术流派，尤其是清朝以后，明显的表现为以京城四大名医及其传承人的学术经验为核心，以宫廷医学为基础，以家族传承、学院教育、师承教育相结合为特点，以中医为体、西医为用的中西医结合特色。研究、挖掘、整理燕京医家的学术思想对于促进中医药事业的发展，造福人类具有重要意义。

　　"燕京医学流派"上溯金代，下迄当代，历史跨度800余年。在相当长的历史时期内，燕京医学既形成了鲜明的地域特色，又不断吸纳融汇外地医学创新发展。燕京大地，人杰地灵，名医辈出，他们不仅医术精湛、医德高尚，深得患者信赖，且能广收门徒，著书立说，造就了一大批中医杰出人才。燕京地区的医学流派主要有为皇室及其贵族看病的御医派、传统师承家传模式下形成的师承派、院校教育培养出来的学院派。随着社会的发展和时代的变迁，当今"燕京医学流派"逐步向中西医汇通方向发展，各学术流派的传人大都是熟知现代医学理论的中医大家。

　　尽管有众多前辈对燕京医学的某一分支做了大量的研究，但是业界对于燕京医学学术特色、代表性医家医著的研究尚缺乏统一性和全局性的共识，对于各流派代表性传承人及传承谱系的梳理也不够全面系统。随着在世的老中医越来越少，关于传承的第一手资料逐渐消失殆尽，对于老专家学术资源的挖掘整理显得尤为紧迫，属于抢救性保护工作。

2019年，在北京市中医管理局的大力支持下，"燕京流派传承研究项目"立项，由首都医科大学附属北京中医医院具体组织实施。医院领导非常重视该项目，专门成立了"燕京流派创新性传承拳头工程"工作组，由刘清泉院长担任组长、刘东国副院长任副组长，项目办公室设在北京中医医院医务处。同年，医院进行分项目遴选，对入选的分项目展开了专业、专家、专著、技术和药物的研究。同时，医院统一组织各分项目对全国著名中医学术流派进行了实体考察，经过数次会议论证，各分项目逐步形成了研究燕京医学学术流派的思路和方法，燕京医学系列丛书书目申报也相应完成。各燕京医学学术流派研究小组开展了文献检索、实地调查、专家采访、资料整理等工作，在尊重历史、务求真实的基础上对燕京医学的学术特色进行了深度挖掘。

经过一年多的辛勤劳动，凝聚众多编者心血的《燕京医学流派传承系列丛书》终于要与读者见面了。总体上来说，本套丛书具有以下特点：

一、丛书由一整套书籍组成，各分册既可以独立成册，又具有内在关联性。丛书分册由北京中医医院各专科主任负责牵头编写，代表了本专科的最新研究成果和燕京医学的学术特色。

二、丛书资料务求真实。由于时间仓促，在时间维度上，研究范围不能够完全涵盖每个历史时期，尤其是金元以前燕京地区医学的发展情况还有待继续深入研究。

三、丛书内容力求公正。各流派谱系梳理过程中，尽量收集多方资料，保证真实准确，避免闭门造车和门户之见。

四、丛书中借鉴了很多前辈及同行的优秀研究成果，具有兼容并蓄的特点。

本套丛书的编写得到了北京市中医管理局、北京中医药大学、中国中医药出版社等相关单位及领导、专家的大力支持，同时借鉴了很多前辈的研究成果，在此一并表示感谢。由于丛书编写时间紧、任务重，编者都是临床一线医务人员，仓促之中难免瑕疵，敬请同行批评指正。

北京中医医院燕京医学学术流派研究办公室

2021 年 10 月

郁　序

　　燕京是北京地区的史称，承载了北京数千年沉积下来的文化和历史。中国传统文化的瑰宝——中医药学，在燕京学派的产生和发展上具有历史和学术的重要意义。中医肿瘤学是中医学的重要组成部分，中医肿瘤学科的形成和发展与北京地区中医肿瘤专科的历史在一定程度上反映了燕京中医肿瘤学派源流及其发展。

　　近代，特别是新中国成立以后，中医肿瘤学才发展起来，人才辈出。要特别提出的是余桂清、张代钊与我本人，我们都是第一代西医学习中医的医家，为创建中医、中西医结合肿瘤学科做出了各自的贡献。守正创新，为燕京中医肿瘤学派创立和发展奠定了坚实的基础，培养了大批继承接班人，并青出于蓝，获得了更新更大的发展。

　　回首过去，中医肿瘤学由简到博、由杂到专，本书初步归纳了燕京中医肿瘤学派源流、发展历程和概况。展望未来，燕京中医肿瘤学体系，今后将会不断发展与壮大，取得更大成绩，为中医事业发展做出更大的贡献。

郁仁存

2022 年 9 月

自　序

　　"继承和发扬"是中医学发展的永恒主题。继承老一辈医家的医德、医术、医风，我们有幸站在巨人的肩膀上放眼未来、领略宇宙、参悟医道。

　　以余桂清、张代钊、郁仁存等老先生为代表的燕京中医肿瘤学大家为我们留下了宝贵的学术财富，充分继承老一代名家的医德医风、临床经验、学术思想，是中医肿瘤学不断发展的基础。

　　发扬老一辈专家的学术成果，是后学者的主要任务。时代不断前行、理念不断更新、技术不断变革、方法层出不穷，我们应紧跟时代步伐、掌握最新信息，将现代最新的抗肿瘤技术、方法与燕京大地老一辈中医肿瘤专家的临床经验、学术思想有机结合，只有这样，才能有所创新、有所发明，从而推进燕京地区中医肿瘤学的不断发展。

　　《燕京中医肿瘤学派源流及发展》一书系统梳理了燕京地区中医肿瘤的学术脉络，全面整理了燕京中医肿瘤大家的学术思想，该书的问世，必将对燕京地区中医肿瘤的学术发展带来深远的影响。

王笑民

2022 年 9 月

编写说明

　　燕京作为全国近千年的政治文化中心，承载深厚的文化和历史底蕴，燕京中医学派根植于这片沃土上逐渐形成和发展。中医肿瘤是燕京中医学派重要分支之一，经过百余年的发展，经历清末民国的雏形期，并在新中国成立后，尤其是改革开放后获得飞速发展，现已迈入成熟期，涌现出以余桂清、张代钊、郁仁存为主的学派核心代表性人物，提出了"内虚学术""平衡学说""扶正培本法"等代表性学术思想，形成较为鲜明的学术特色。培养了一代又一代传人，桃李遍布、人才济济，涌现出一批在国内外知名的燕京中医肿瘤医家，融汇古今、贯通中西、传承创新，后学者进一步传承和发展前辈们的学术思想，逐步引领着北京市乃至全国中医肿瘤事业走向新的高潮，影响深远。

　　《燕京中医肿瘤学派源流及发展》这本书，不仅记录这段前辈们开辟和发展中医肿瘤学科的不平凡历史，也作为"家史"留给新一代的学派传人以深入学习和了解，从中汲取无穷的力量，继往开来，传承发展。

　　本书是由北京市中医管理局"燕京流派传承研究项目"资助，依托第四届北京中医药学会肿瘤专业委员会的平台，由我和李泉旺、郑红刚、贾立群等几个副主委牵头合作，组织肿瘤专业委员会中相关单位和专家进行撰写。书稿从 2019 年 3 月开始编写，经过四轮的修改，历尽 3 余年，终于成稿刊印，与大家见面。在此，我们要感谢北京市中医管理局和北京中医医院领导对此的重视和支持，也要感谢全体参与书稿撰写的各单位、专家的辛苦付出。

为了尽量保证撰写内容全面、真实、可靠，我们采访了老一辈的燕京中医肿瘤大家，征求了他们的建议。同时将学派传承梳理工作交由各单位负责人负责整理，学派代表性人物、著名医家（本书中按出生年月先后排序）的个人介绍和学术思想等均由医家本人或主要继承人撰写和审核，编写秘书处仅提供体例参考、文体和错别字修改等。迫于时间仓促，很多燕京地区著名的医家，包括新一代的名家，暂未纳入其中，他们是学派源流中重要的组成部分，我们将在今后的专辑中详细介绍。

书中不足、不尽之处，也请各位前辈、同道批评指正！

北京中医药学会肿瘤专业委员会

杨国旺主任委员

2022 年 9 月

目　录 ❧

第一章 近代燕京中医肿瘤学发展概况

　　北京历史源远流长，最早的居民"北京人"距今已有 70 万年的历史。古称蓟或燕，源于秦统一中国后 1100 年间，是县、郡、州的治所。公元 911 ～ 913 年为五代燕的都城，公元 938 ～ 1122 年为辽代陪都，公元 1125 ～ 1251 年为金代首都。从金、元、明、清到中华人民共和国，北京一直是我国政治文化中心。北京集中体现了中华各民族的历史与文化特点，具有悠久的历史和深厚的文化底蕴，而中医药学作为中国传统文化的重要组成部分，也是北京深厚文化的一个重要方面。经过几百年的沉淀，无数名医汇聚京城，交流切磋，尤其是 20 世纪以来南北医家多汇集于此，形成了中医学术百花争艳的繁茂园地，是全国中医学发展中颇具典范意义的模型。这片土地独有的御医与太医院，几百年来在满足皇室医疗的同时，吸引着全国各地颇具名气的中医，并代代相传，成为中医学繁荣的重要组成部分。此外，百家齐放的民间中医，世代传承的独特技法，也让这片大地上的中医流派精彩纷呈。

　　燕京，不仅仅指的是现代意义上的北京行政区域划分，也承载了北京数千年沉淀下来的深厚文化和历史底蕴，而燕京中医学派正是在这片古老的文化沃土上逐渐形成、延续和发展而来的。北京中医发展的历史，在一定程度上可以认为是全国中医学的缩影。中医肿瘤学是中医学重要组成部分，然而新中国成立之前，并没有中医肿瘤专科，所以中医肿瘤专科的历史在一定程度上也是中医学近代发展历史的缩影。

1840年，欧洲列强用枪炮敲开了古老中国的国门，故步自封的清政府丧权辱国，中国沦为半殖民地半封建社会，随着列强商船传入的不仅有鸦片，还有西方的科学，其中就包括西医学。随着西学东渐，西医学逐渐进入中国社会，逐步形成了中西医交汇、竞争图存的局面，并在几十年后引发了一场关乎中医命运的论战。清王朝的最后几十年，中医学的发展仍一如往日，直到光绪新政的医学机构改革，主体仍是沿袭元、明、清太医院、御药房掌管全国医药行政、医学教育及为皇室贵族医疗服务，而建立官医院是新政最具有特色的改革措施之一，然而由于清朝政事衰败、财政不敷，再加内忧外患，最终改革未果。1910年官医院划为民政管理，虽有一定慈善机构性质，但仍具有公立常设医疗机构特质，开公立医院之先河。总之，清末进入20世纪，从社会体制而言，这一时期是个过渡时期，中医学也因为封建社会的凋零未有太大建树，随着新时期到来，中医学也即将面临新的机遇与挑战。

1911年，历经数千年的封建王朝统治被推翻，随之被终结的，还有燕京大地上的御医制度与太医院，宫廷御医及其传人开始走入民间。另外，由于西方文化的猛烈冲击，此时间形成了中西并存、相互竞争的态势。在此期间，出现了反对"废止中医"案的斗争，从北洋政府认为"中医不科学，应当取缔"，到1929年南京政府的"废止旧医以扫除医事卫生之障碍案"，都激发了全国中医药界的抗争。北京中医药界更是空前团结，积极行动，建立了北平中医工会，组织以孔伯华、施今墨为首的"华北请愿团"，会同全国同道南下抗争，最终取得胜利。民国时期，燕京地区内科、外科、妇科、儿科、正骨各科都有杰出大医出现。如温病方面的袁鹤侪、汪逢春，杂病方面的萧龙友、孔伯华、施今墨，外科方面的丁庆三、段馥亭、房兴桥等名家各有擅长。此外，少林派的正骨、推拿、按摩均独具风格。中医教育方面，施今墨任校长的华北国医学院、北平国医学院，都为培养高级中医人才做出了巨大贡献。在学术方面，很多大家中西汇通、提倡中西并举，如张锡纯、恽铁樵、施今墨、汪逢春、孔伯华、蒲辅周、岳美中、赵炳南等。而重视辨病与中医辨证相结合，运用中医整体观，结合西医解剖生理认识局部问题的中西医结合思想，也为日后中西医结合肿瘤学科的诞生提供了土壤。

从民国至抗日战争时期，燕京中医药事业在斗争中前进，在曲折中发展，有"废止旧医案"前后的低潮期，也有抗争胜利后的恢复期。这段时期，北平国医分馆成立，北平中医药考试恢复并有序进行，北平中医药界人士创办了两所较具规模的高等中医院校，兴办了中医药刊物并组建了中医药团体组织。抗日战争时期，是中医发展的低速期。抗战胜利之后，随着中医药学人士对现代科学认识的加深，特别是华北国医学院讲授的西医专业课，对中医界人士影响很大，部分学者提出了借助现代科学方法研究、改进中医的观点，并得到广大中医药从业者的认同。

可以说，民国早期北平是全国的中医文化中心，元、明、清形成的太医阶层使燕京地区中医文化独有特色，这些全国医术水平最高的太医们并未随北平最后一个皇朝的灭亡而消亡，他们仍在民国时期发挥重要作用。走出皇城，部分太医走入民间，他们不仅坚持用中医药为北平各阶层人士诊病，还言传身教，授子带徒，使中医药学术延续发展，他们的许多传人，乃是日后新中国中医各学科的中流砥柱。这种传承，也形成了燕京医学独有的御医流派，源远流长。

民国之前虽然中医文献中有癥瘕积聚等命名，但没有专科医生，更没有肿瘤专科。这一时期是中医肿瘤专业的雏形阶段，从事该工作或治疗本病见长的医生不多，但却有深远的意义，它既为肿瘤这一疑难病积累了经验，也为新中国中医肿瘤科的创建和发展创造了基础。

民国时期是中医肿瘤的雏形时期，燕京地区专门从事肿瘤科的人较少，内科大夫多兼治肿瘤疾病，载于文献的以治肿瘤见长的是徐右丞。徐右丞出生于中医世家，幼承家学，刻苦研究岐黄，精通医术。他早年曾追随孙中山、黄兴先生奔走革命，并被聘为大元帅府医药顾问。徐右丞善治肿瘤，实证者治以清热解毒，化腐消痈，如仙方活命饮、黄连解毒汤等；虚证者治以益气补阳，养血滋阴，佐以化结软坚之药，如阳和汤、龟鹿二仙胶等，以扶助正气，助养生肌，待病情由阴转阳，再行化腐消痈。同时，徐右丞善用成药，如化症回生丹、龙马自来丹、一粒止痛丹、犀黄丸、醒消丸、蟾酥锭、梅花点舌丹等，与汤药配合疗效显著。20 世纪 30 年代京城外科三大名家太医院房氏、丁氏弟子和段馥亭，鼎足而立，各有千秋。其中段馥亭，祖传中医外科六代之久，精通中医理论，主张内外兼治，提倡中西医结合，推陈出新，擅长治疗骨结核、乳腺癌及外科疑难杂症，根据中医温通散寒、解毒疗疮之法，创立了系列外治疗法。其子段凤舞承其衣钵，发扬壮大中医，尤其在中医肿瘤专科建立方面做出了重要贡献。另有燕京地区著名医家关月波老先生，在内、妇、儿科方面均颇有建树，老先生对各类疾病导致肝病腹水的治疗有其独到见解，其子关幼波先生尤擅肝病治疗，被称为肝病大师。关幼波先生在临床治疗经验上有许多继承于关月波老先生，其诊治肝癌肝硬化腹水亦有独特思路。他发展痰瘀学说，提出体内气滞、血瘀、痰凝三者互为因果，造成人体脏腑功能失调而发病，病情错综复杂，故而严重时可发为肿瘤。在治疗上提出见痰休治痰，辨证求根源；治痰必治气，气顺则痰消；治痰要活血，血活则痰化，通过对于痰与血瘀的治疗，对于晚期肝癌肝硬化腹水的患者疗效甚佳。燕京名家卢冶忱老先生认为肿瘤所产生的证候一为癌瘤本身所产生的临床现象，二为癌肿所在部位的功能障碍及器质性损坏所激发的证候。癌瘤的生成有其所需的要素，也必有外在的病理现象。治病求本是治疗肿瘤的最重要一环。其次是辨证方法，从病因而言，包括七情、六淫、饮食起居，而在病理上，必须把握几个准则，即阴阳、气血、神形。卢老先生同时认为癌瘤在不同的部位，其外在表现也不相同，其辨证分型也截然不同，通过对于病因、病位、病理现象的把握，更好地掌握肿瘤的基本辨证分型。卢老先生不仅对于肿瘤的辨证有独到的见解，在肿瘤的转移上也提出了中医理论的相关分析，认为无论什么病都有传变，不过传变的规律大体有两个方面，一个是由浅入深，一个是旁及所胜。然而癌瘤的传变多了一种情况，即到处流走蔓延。卢老先生分析人体内可以流走的东西不外乎气血津液，而血液流行于脉道，气和津液依附三焦水道流行全身，脏腑之间的表里关系亦是气血的流动规律，癌瘤的转移也具有这样的特点，那么在治疗上也可以通过这样的关系而选择相关的治疗方法。

这种新的思路给癌瘤转移的治疗提供了新的方法，也是第一次从中医角度说明了癌瘤转移的好发渠道。

1840 ~ 1949 年，清末民国，中医虽然历经了许多的艰难险阻，然而燕京医师们众志成城，将自己的毕生所学或撰写成册，或传于弟子，医学大家们对于肿瘤的认识也流传于后代。肿瘤虽是西医病名，但是其外在表现在我国传统医书中也多有记载。老先生们通过自己的临床经验及古籍阅读，将二者联系起来，并且提出自己对于肿瘤的认识，承古融今，为我国的肿瘤学发展奠定了宝贵的基石，为现代中医肿瘤学的发展提供了宝贵的经验。

第二章　现代燕京中医肿瘤学发展概况

中华人民共和国成立后，中医学的发展摆脱了近代跌宕起伏的命运，在政策的扶持鼓励下焕发出蓬勃生机。燕京地区是全国政治经济中心，加之历史文化积淀深厚、学术流派纷呈，为现代中医的探索与革新创造了良好历史条件。建国初期，中医发展受到了近代历史遗留问题的阻碍，为铲除中医发展的积弊，1950年8月第一届全国卫生工作会议在北京召开，会议明确了"团结中西医"和"中医科学化"方针，并提出成立中医进修学校和中医中药研究院的政策。尽管该政策存在将中医定性为伪科学的倾向，但也在缓解建国初期严峻卫生形势、提高中医对西医知识的了解、促进中西医和平发展等方面发挥了积极意义。为解决"中医科学化"政策实施过程中的偏差，1954年11月中央经调查指出，中医是我国重要的医药力量和民族文化遗产，应"号召和组织具有现代科学知识的西医学习和研究中医的合理部分"，并在1955年7月举办了首届"祖国医学讲座"，并在此后多次举办"西医离职学习中医班"。

西医学习中医工作的开展是现代中医发展的重大转折点，中医肿瘤学领域中的著名中医学家，如余桂清教授、张代钊教授、郁仁存教授等均缘起于响应党中央继承和发展中医学的号召。北京中医医院肿瘤科郁仁存教授在自述《我与中医肿瘤防治研究》中记录了这段历史："我原是一名西医（江西医学院医疗系1955年毕业），1959年有缘参加了北京市第一届西医离职学习中医班，从1959年3月至1961年12月系统学习中医三年，在'系统学习、全面掌握、整理提高'十二字方针指导下学习了中医学经典和各科临床，又去北京中医医院临床实习，结业后集中分配到北京中医医院和北京中医研究所工作，开始走上了中医与中西医结合之路。"当时正处国民经济困难时期，"西医离职学习中医班"学习条件艰苦，加之建国初期办学经验匮乏，学习班的师生共同克服了许多难以想象的困难。回看郁仁存教授的自述，在这段质朴平实的文字之下，深深埋藏着特殊历史时期里，他所代表的这批优秀的"西学中"前辈们为祖国中医药事业辛勤求索、忘我奉献的决心和信念。

在政策力推现代中医发展的同时，恶性肿瘤的防治工作越发迫在眉睫。随着我国疾病谱的改变，恶性肿瘤逐渐成为危害国民健康的重大疾病。为满足人民群众不断增长的医疗需求，将中医药应用于恶性肿瘤防治成为医疗卫生领域的一项重要任务。1963年广安门医院肿瘤科成立，是北京市乃至国内最早建立的中医肿瘤专科。最初主要是门诊治疗，探索消化系统肿瘤临证规律，参加食管癌高发区现场防治研究，余桂清教授等率先开展了"中医药阻断食管上皮重度增生"的相关研究。直至1974年开始开设病房，收治病例以消化道和胸部肿瘤为主。1968年全国肿瘤防治工作会议在天津召开，会上传达了周恩来总理的指示，要求各省市成立肿瘤防治办公室，在有条件的医院成立肿瘤科，开展肿瘤防治研究工作。同年，北京市肿瘤防治研究室成立，并开展了区域内肿瘤死亡率调查等工作，为北京地区恶性肿瘤防治研究做出了贡献。此后北京地区各中医院的肿瘤科相继成立，翻开了现代中医肿瘤学在燕京大地发展的新篇章。

北京中医医院于1958年在内科基础上设有肿瘤研究组，原肿瘤研究组中有秦厚生、白啸山、丁化民等从事肿瘤防治临床研究工作。1962年，西学中班的杨治英、金静愉、郑玉琰、袁成波分配到肿瘤研究组工作，做了许多中医药治疗肿瘤的探索，并设置了一台深部X光放射治疗机，由郑玉琰医师负责，主要对宫颈癌做放疗，同时用中药外用和内服，进行了中西医结合治疗研究。1968年，北京中医医院在原肿瘤研究组基础上抽调内科医师成立了肿瘤专科，设有门诊和病房，郁仁存教授任肿瘤科主任，创制了"消瘤丸""化瘤丸""化瘀丸"等院内制剂，并率先开始中药抗肿瘤效应实验研究。

改革开放后，思想文化领域迎来"科学的春天"，现代中医肿瘤学在燕京地区呈现出一派生机蓬勃之景，先后成立了中日友好医院中西医结合肿瘤科、北京中医药大学东直门医院血液肿瘤科、北京中医药大学东方医院肿瘤科、中国中医科学院西苑医院等。余桂清教授带领的广安门医院肿瘤科、张代钊教授带领的中日友好医院肿瘤科、郁仁存教授带领的北京中医医院肿瘤科在"六五""七五""八五"国家科技攻关计划的鼓励下，纷纷开展中医肿瘤学相关科学研究。学术专著、学术论文等科研成果百花齐放。具有代表性的学术专著如郁仁存教授于1983年主编的《中医肿瘤学》、张代钊教授于1984年主编的《中西医结合治疗癌症》、余桂清教授于1995年主编的《中西医结合防治肿瘤》等。具有代表性的学术论文有朴炳奎教授等于1991年发表的《肺瘤平膏治疗晚期原发性支气管肺癌临床观察——附339例临床分析》、郁仁存教授和王笑民教授于1994年发表的《晚期非小细胞肺癌患者气虚血瘀证的研究》等，是中医药治疗恶性肿瘤疗效评价和中医证候类型探索的早期临床研究，代表了 20 世纪 80～90 年代现代中医肿瘤学在北京乃至全国的研究和学术水平，具有重要价值。其间各级学术团体陆续组建，值得提出的是，东方医院的王沛教授于 1984 年参与成立了中医外科分会，是首位将中医外科思想明确运用于恶性肿瘤治疗的中医专家。至此，"中西医结合治疗恶性肿瘤"在燕京地区的中医肿瘤专家之间业已达成共识。

进入 21 世纪，随着新型抗肿瘤药物的陆续诞生、诊疗技术的不断翻新，西医肿瘤学发展迅猛。肿瘤领域的日新月异刺激中医肿瘤学走向规范化、国际化、个体化，形成了"整体观念、辨证论治、以人为本"的核心指导思想。由广安门医院林洪生教授等牵头的恶性肿瘤中医规范化治疗方案相关研究，由北京中医医院王笑民教授、中日友好医院贾立群教授等开展的中西医结合治疗恶性肿瘤并发症相关研究，由东方医院胡凯文教授等倡导的"肿瘤绿色治疗"相关研究，将中医肿瘤学临床研究推向高潮。同时，关于中医药抗肿瘤机制的探索也不断深入。2016 年 12 月，国务院新闻办发表《中国的中医药》白皮书将中医药发展上升为国家战略。从此，中医药事业进入新的历史发展时期，中医肿瘤学必将成为中医药发展的重要着力点。

新时期里，中医肿瘤学领域的研究者们任重而道远！优渥的政治经济文化条件及中医肿瘤学医家们的团结协作，必将使燕京地区成为全国中医肿瘤学发展的引航者。

第三章　学派代表人物

第一节　余桂清

一、个人介绍

余桂清（1921—2005），主任医师、教授，中国中医科学院广安门医院肿瘤科创建者，历任中国中医研究院（现更名为中国中医科学院）广安门医院肿瘤科主任、中国中西医结合学会肿瘤专业委员会名誉主任委员、中国抗癌协会常委及肿瘤传统医学专业委员会主任、中华医学会肿瘤学分会常委、中国抗癌基金会理事、中国中医研究院资深研究员。

余桂清 1921 年 9 月 15 日出生于湖北武汉，1947 年 6 月毕业于国立江苏医学院，从事外科工作。1947 ～ 1955 年先后在江苏镇江基督医院、汉口普爱医院和市立第二工人医院外科工作。1955 年积极响应党中央传承和发展中医学的号召，调入中国中医研究院，接受名老中医段馥亭先生指导，刻苦钻研中医，从此，将自己的一生奉献给了中医事业。1960 ～ 1962 年参加卫生部举办的西医离职学习中医班，并以优异的成绩结业，开始了中西医结合治疗肿瘤的工作。他强调中医与西医的结合，现代技术与中医相结合，强调中医也要学习西医，先后担任"六五"和"七五"国家攻关课题组长，承担了多项国家中医药管理局的科研课题。先后获得国家进步三等奖、部级二等奖，以及国家计委、国家科委和财政部联合颁发的多项奖励证书。多次荣获卫生部、国家中医药管理局"优秀共产党员"称号。享受国务院政府特殊津贴，并获得全国"五一劳动奖章"。

中华人民共和国成立后，随着人民生活水平的提高和医疗卫生条件的改善，疾病谱也发生了相应的转变。一些严重的传染病得到了有效的控制，而恶性肿瘤的发病率却在逐年上升。1963 年初，上级决定创建我国第一个中医、中西医结合肿瘤专业科室，正值壮年的余桂清被组织选定承担这一重任，被任命为中国中医研究院广安门医院（现更名为中国中医科学院广安门医院）肿瘤科主任，这是我国成立最早的中医肿瘤科室。在肿瘤科成立伊始，余桂清总想找到能直接杀死癌细胞的药物和处方，但效果一直不甚理想，于是，他遵循中医辨证论治思想，从调动人体自身的抗癌能力入手，探索治癌防癌的道路。

20 世纪 60 ～ 70 年代，余桂清作为医疗队队长，率队深入太行山区食管癌高发地——河南林县，河北磁县、武安、涉县等地，进行普查和防治研究。筛选了数十种抗癌中药，系统地观察了征癌片、抗癌乙片、二术玉灵丹、人工牛黄散、六味地黄丸等中医方药，同姜延良教授合作完成了"益肾阴法六味地黄丸治疗食管上皮重度增生预防食管癌"和"抗癌乙片治疗食管重度增生预防食管癌"两项重大科研成果，研究出辅助食管癌诊断的"舌诊法"，并培训农村基层医生数百名。在临证过程中，余桂清认真比较了中医、西医治疗肿瘤的各自特点，逐步形成了中西医结合治疗肿瘤的新思路。

70～80年代，余桂清教授又牵头在中医肿瘤界率先开展对扶正培本治则的研究。他先后主持了三届全国中医肿瘤扶正培本研讨会。他所领导的国家"七五"攻关课题——健脾益肾冲剂合并化疗治疗晚期胃癌，获得了卫生部乙级成果奖。猪苓多糖治疗肺癌获得了中国中医研究院奖。经过他的不懈努力，扶正培本法成为中医治疗肿瘤的基本治则。

1973年余桂清教授作为中央保健局的特聘专家，参加了周恩来总理的医疗小组。以后他又长期担任董必武的保健医生，为陈毅、张茜、乔冠华等前国家领导人治病。同时，余老亦多次接受世界各国邀请，为加拿大、美国、朝鲜等多国政要、外宾诊断开方，生前一直为来北京看病的柬埔寨前国王西哈努克诊治。由于他谦虚谨慎、兢兢业业、贡献卓著，1994年被授予中央保健工作奖。

余桂清教授学贯中西，博采众家之长，同时还具有科学严谨的治学态度和对患者高度负责的精神，为身边的医生树立了榜样。他经常组织病案分析讨论，邀请著名专家进行专题讲座，积极为年轻人的成长创造条件，造就了一支高素质的科室人才梯队。在他的带领下，中国中医科学院广安门医院肿瘤科从无到有，从一个普通科室发展成为全国中医肿瘤医疗中心，在各方面条件都很艰苦的情况下，还建立了我国第一个中医肿瘤研究室，进行中医肿瘤的理论整理和基础研究。他提出，以中医理论作为基础，应用现代科学技术，中西医结合，临床与实验结合，开展多学科、多途径、全国大协作的研究，取得防治肿瘤的优势。

他还善于团结不同流派的学者，不同资历的中医名家以及西医界的朋友。主持了九届全国中西医结合肿瘤学术大会，三届国际中医肿瘤学术研讨会。在他的带领下，形成了一支中医、中西医结合防治肿瘤的庞大队伍。他的许多开创性工作和成绩，使他成为公认的中医、中西医结合肿瘤学科创始人和学术带头人。

余桂清教授为中医药的国际化也做出了巨大的贡献，他的足迹遍及世界五大洲。1987年他在意大利罗马主讲"中医治疗肿瘤""针灸治疗肿瘤"。1994年应英国牛津大学格林学院邀请，进行了题为"现代中西医结合肿瘤研究进展"和"肺癌、胃癌的中西医结合防治"的讲座。他多次到日本、意大利、法国、美国、朝鲜、印度尼西亚、英国、新加坡等国进行访问、会诊、讲课，引起世界医学界对中医药防治肿瘤的高度重视。

余桂清教授先后发表40余篇学术论文及多部专著，如"肿瘤扶正培本几个问题的探讨""中医、中西结合防治恶性肿瘤新进展""肺癌、鼻咽癌、食管癌等中西医结合治疗""关于胃癌的讨论"，以及《历代中医肿瘤案论选粹》《中西医结合治疗肿瘤的有效病例选》等。1988年被世界文化委员会授予阿尔伯特·爱因斯坦奖，1994年被美国传记研究所载入《国际名人录》。

二、主要学术思想及成就

余桂清教授认为，与西医学手段不同，中医药治疗肿瘤是在整体观念指导下，通过培补脏腑气、血、阴、阳不足，调整机体失衡状态，使内环境趋于稳定，增强患者体质和抗癌能力。中医药的疗效特点，并非直接清除瘤体、杀灭癌细胞，而是在保持瘤体稳定的前提下，更注重使患者获得较高的生活质量和较长的生存时间，在此基础上提出——扶正培本法治疗恶性肿瘤。扶正培本法最能体现中医药治疗肿瘤的这一特点和优势，因此，也是肿瘤治疗领域应用最为广泛的法则。

运用扶正培本法，特别应区别于一般的支持疗法，它包括"扶助"和"调理"两个方面，既强调扶植本元，培补正气，又强调协调脏腑气、血、阴、阳，最终的目的是使机体恢复"阴平阳秘"的状态。扶正培本治则拥有丰富的内涵，具体又可演化出众多不同治法。

1. 扶正培本临床经验

（1）健脾益气法　恶性肿瘤多有整体为虚、局部为实的特点，对此顽疾，中医从整体出发，认为调补脾胃，建立中气最为重要。余桂清教授特别推崇李东垣注重脾胃的学术思想，他认为，中医治疗肿瘤不求取效于一时，而在徐图养正，累以寸功，往往可使患者获得长期生存之效果。特别对于晚期患者，尤需时时注意顾护胃气。胃气一振，则化源充足，诸证缓解，或可重现生机；胃气一绝，诸药罔效，势必不救，正如《黄帝内经》所云"有胃气则生，无胃气则死"。运用健脾益气法宜选太子参、白术、茯苓、生黄芪、陈皮、薏苡仁等，宗四君子汤、补中益气汤之意而治之。临床实践证明，上述方药对于改善肿瘤患者生活质量，延长生存时间确有较好疗效。药理实验发现这类方药能显著改善肿瘤患者机体免疫功能，有直接或间接抑杀癌细胞的作用。

（2）养阴生津法　该法主要适用于放、化疗后阴液大伤及晚期表现为毒热炽盛的患者，症见口干咽燥或烦渴不欲饮，五心烦热，午后低热，便秘溲赤，夜寐不安，舌红苔薄，脉弦细数。常用药物有生地黄、沙参、麦冬、石斛、玉竹、黄精、玄参、山药、枸杞子、天花粉、熟地黄、知母、鳖甲、五味子等。现代研究发现，免疫功能缺陷可能是阴虚证的本质之一。上述养阴药可以延长抗体存在的时间，调节交感神经和内分泌系统，缓解代谢亢进状态，保持内环境的稳定，促进单核细胞的吞噬功能和骨髓细胞增生，降低蛋白分解。运用养阴药物应注意防止滋腻碍胃，特别是脾虚胃弱、痰湿内阻、腹满便溏患者慎用，或在使用时配伍健脾理气之药。

（3）补肾温阳法　中医认为肾为"先天之本"，主骨生髓，又主一身之阳气，"久病必伤及于肾"。这一观点同免疫学和内分泌学的研究结果相符合。肾虚造成的免疫状态低下与肿瘤发生、发展密切相关，而温补肾阳类药物能激活机体免疫系统，提高垂体、肾上腺皮质系统兴奋性，对遏制肿瘤的发生、发展起着一定作用。

补肾温阳法主要适用于晚期恶性肿瘤患者，特别是妇女尤其是老年妇女乳癌去势术后，有形寒肢冷、神疲乏力、腰酸冷痛、尿频频而清、大便溏薄、舌淡胖、苔薄白、脉沉细等肾阳亏虚或脾肾不足之证。常用药物有补骨脂、肉苁蓉、淫羊藿、仙茅、巴戟天、熟附子、冬虫夏草、杜仲、川续断以及肾气丸、右归丸等方药。现代药理研究证明，补肾壮阳药物能调节人体免疫功能，提高巨噬细胞吞噬作用，促进核酸和蛋白质合成，调节细胞代谢，促进抗体形成，使血浆皮质酮和雌二醇含量明显提高，具有内分泌激素作用，并可使大鼠细胞内环磷酸腺苷（cAMP）含量升高，使阳虚得到纠正，促进人体淋巴细胞转化，恢复骨髓造血功能，并有直接抗癌或抑癌作用。应用补肾壮阳药应注意避免温燥，对阴虚火旺患者慎用或配伍其他药物，以免助火劫阴。

（4）益气生血法　由于恶性肿瘤对机体的消耗以及手术、放化疗损伤，常造成患者血象下降而有头昏耳鸣、心悸气短、倦怠乏力、面色萎黄、舌淡苔薄、脉细弱等气血不足之证，对此可选黄芪、当归、白芍、何首乌、熟地黄、龙眼肉、红枣、鸡血藤、紫河车、枸杞子以及当归补血汤、四物汤等方药。现代研究表明，益气生血药物可显著提高患者血象，改善骨髓造血功能，特别是能够改善西药生血药物造成的血象不稳，有较好疗效。应用益气生血药物，如适当配伍滋补肝肾类药可增强疗效；少佐健脾行气药，可制腹胀纳呆之弊。若患者有虚热之证，尚须佐以清解虚热药物。

以上几法是余桂清教授在肿瘤治疗中常用的法则，当然，肿瘤患者的治疗不可无扶正，中医扶正法则的关键是对证合理，这也是其用之有效之处。

2. 扶正培本法治疗肿瘤的临床研究

近年来，在中医药治疗肿瘤的临床与实验研究中，出现了一些较为公认的特色治法，它们多以扶正培本为主线，在临床上取得了较好的疗效并得到实验证实。多年来，中国中西医结合学会肿瘤专业委员会在余桂清主任委员主持领导下，就肿瘤的扶正培本法进行广泛临床和实验研究，取得了大量成果。

（1）益气养阴为主治疗肺癌　原发性肺癌在各种恶性肿瘤中的发病率，一直高居榜首。其中非小细胞肺癌不可手术患者，5年生存率为28%～40%。小细胞肺癌如不治疗，自诊断起中位生存期不足3个月，2年生存率＜1%，单药化疗有效率为15%～45%，有效时间2～4个月，应用化学药物治疗，中位生存率10～12个月，大多数患者会在化疗后出现复发转移。

中医治疗肺癌，各家分型及治法虽略有不同，但大多侧重于阴虚及气阴两虚，益气养阴法多贯穿于肺癌中医治疗的各个阶段，或单独应用，或以该法为主配合清热解毒、理气化痰、活血化瘀诸法。如广安门医院肿瘤科以益气养阴为主，配合清热解毒、理气化痰药物制成肺瘤平膏（黄芪、党参、沙参、麦冬、杏仁、桔梗、川贝、败酱草、白花蛇舌草等）对晚期肺癌进行临床观察与实验研究，对首次接受治疗，未经放疗或化疗患者服用肺瘤平膏28例，生存1年以内6例，1～2年15例，2～3年4例，3年以上3例，平均生存期12.5个月，中位生存期为9.5个月；化疗组17例中生存1年以内14例，1～2年3例，没有生存2年以上者，平均生存期为7.5个月，中位生存期6.6个月。从患者症状、肿瘤病灶稳定率、免疫功能、延缓癌胚抗原（CEA）增加、血氧分压等各项指标分析，对照肺瘤平治疗组195例与化疗组144例，肺瘤平治疗组均优于化疗组。

（2）调补脾肾为主治疗胃癌　胃癌是我国最常见恶性肿瘤之一，近年来随着早期胃癌发现率的提高，手术方法的改进和综合治疗的开展，胃癌的治愈率有所提高，胃癌根治术后的5年生存率由过去的20%上升到40%～50%，姑息切除术后的5年生存率为11.7%。

中医学认为，胃癌中晚期多有中焦虚寒的病理特点，手术、化疗后更造成元气大伤，极易出现命门火衰。肾为先天之本，内育真阴真阳；脾胃为后天之本，气血生化之源，因此治疗胃癌当从调补脾肾入手。明代张景岳对治疗噎膈反胃也主张"治脾者宜从温养，治肾者宜从滋润，舍此二法，他无捷径矣"。

余桂清教授等以健脾益肾冲剂（党参、白术、枸杞子、女贞子、菟丝子、补骨脂等）配合MFV方案化疗，组织全国20多家医院对669例胃癌患者（其中III期451例，IV期218例）进行临床验证。结果显示，健脾益肾冲剂合并化疗组患者消化道反应、全身反应及血象变化明显好于单纯化疗组，化疗顺利完成率为94.01％，而单纯化疗组完成率为73.73％，显示了中药对化疗较好的减毒增效作用。对Ⅲ期胃癌（术后）303例加用健脾益肾冲剂患者远期随访，一年生存率为99.01％（300/303），三年生存率为77.31％（184/238），五年生存率为53.40％（102/191），均优于国内外文献报道的结果。

（3）健脾理气为主治疗肝癌　原发性肝癌是临床最常见的恶性肿瘤之一。以往肝癌治疗，预后极差，仅1％患者生存期超过5年。放射治疗对肝癌不敏感。化疗药物如5-脲嘧啶、氨甲蝶呤和阿霉素，做全身和动脉灌注用药，仅能暂时使肿瘤退缩。由于诊断水平不断提高，外科技术的发展，各种综合治疗的开展，上海医科大学肝癌研究所305例肝癌病例研究证实，不能切除者，5年生存率已达21.4％。

根据大样本（1000例以上）临床观察发现，出现频率较多的症状依次为上腹胀痛、扪及肿块、乏力、纳差、恶心呕吐、发热、腹泻，以及腹水、黄疸等。依据藏象理论，这些证候多归属脾胃，据此认为，肝癌虽其病位在肝，但病本当在脾（胃），治疗应以健脾理气为主。临床证明，运用健脾理气为主治疗肝癌，效果优于单独应用清热解毒、活血化瘀、软坚散结等法。广安门医院肿瘤科以平肝饮（太子参12g，黄芪20g，炒白术10g，茯苓12g，鳖甲12g，郁金12g，枸杞子15g，八月札15g，凌霄花15g，仙鹤草12g，僵蚕12g，神曲9g，白花蛇舌草15g）为主治疗38例原发性肝癌。平肝饮每日1剂，随症加减，并用"抗癌1号"4mL肌注，日2次，"清开灵"20～40mL加入葡萄糖500mL中静滴，每日或隔日1次。治疗2个月为1疗程。给药后大部分患者症状稳定或减轻，生存质量有所改善。随访的 27 例Ⅱ、Ⅲ期单纯型患者（另 7 例正在门诊或住院治疗，4 例失访）平均生存期分别为 13.7 个月和 8 个月。临床观察显示中医药是治疗肝癌的一种有效方法。

（4）益气活血为主防治肿瘤复发转移 复发转移是恶性肿瘤最本质的生物学特征之一。西医学认为，这是一个多因素参与、多步骤的复杂过程。机体免疫监视功能缺陷是造成恶性肿瘤复发转移的关键因素。血液高凝状态也与其密切相关。

中医学者依据中医学理论，结合现代研究成果提出，正气内虚是肿瘤复发转移的内在根本原因，瘀血凝滞是促进复发转移的重要因素，故采用益气活血为主防治肿瘤复发转移，并开展了大量研究。

广安门医院肿瘤科将益气活血为主的肺瘤平Ⅱ号（黄芪、西洋参、桃仁、三七、重楼、白花蛇舌草等）分高、中、低三个剂量组，观察其对 Lewis 肺癌转移率的影响，结果分别为 39.7%、54.6%、64.1%，与对照组比较，有显著差异（$P < 0.01$ 或 $P < 0.05$）。临床治疗肺癌 35 例，随机分为治疗组（25 例）和对照组（10 例），结果显示其在稳定瘤体、控制转移方面存在优势，治疗组与对照组比较稳定率及远期疗效差异明显（$P < 0.05$）、转移灶比例差异显著（$P < 0.01$）。

3. 扶正培本法在肿瘤综合治疗中的应用

扶正培本法是肿瘤综合治疗中的重要组成部分，通过合理安排，配合其他治疗手段（如手术，放、化疗，生物治疗等），能够获得最佳的治疗效果。具体说来，应当根据患者病情进展、机体邪正消长状态，采取不同的阶段性治疗策略。当患者初诊邪盛时，应尽可能地采用手术，放、化疗治疗以打击和消灭肿瘤（攻邪为主），同时要注意保护正气（辅之以扶正培本治疗）；

待肿瘤负荷大大降低后，即将治疗重点转为以扶正培本为主，最大限度地促进造血机能和免疫功能的恢复（重建正气）；经过免疫功能和骨髓功能的重建，必要时还可转入以打击肿瘤为主的第三阶段，巩固疗效，尽可能地清除体内的残存癌细胞；以后再进入长期扶正培本为主的治疗，预防肿瘤复发转移或在保持瘤体稳定的前提下使患者获得较高的生活质量和较长的生存时间。这种将中医扶正与西医学手段结合起来的方法是肿瘤综合治疗模式，以余桂清教授为创始人的广安门医院肿瘤科称其为扶正三阶段，并广泛应用于临床，收到了很好的疗效。

（1）扶正培本与手术相结合

1）术前调理，保证手术顺利进行：手术是肿瘤治疗的主要方法，术前患者机体内部常常存在着不同程度的阴阳失衡状态。如水电解质紊乱、营养不良、贫血、炎症、精神恐惧而出现阴虚或阳虚证候。这些会降低患者机体的耐受力和抗癌力，此时若进行手术，术中易出血或血压下降，术后并发症较多，恢复也较慢。如果在术前 1～2 周配合应用扶正培本药物，可以调理患者脏腑功能和气血、阴阳，使机体保持"阴平阳秘"的状态，不但有利于手术顺利进行，术后并发症也较小。常用的扶正培本法有补气养血，健脾和胃，滋补肝肾，方药如四君子汤、补中益气汤、四物汤、八珍汤、十全大补汤、保元汤、六味地黄汤。

2）术后促进恢复，防治并发症：由于手术损伤往往造成身体脏器功能紊乱，特别是胃肠功能失调、免疫能力下降、伤口愈合困难以及并发症。益气固表法适用于术后患者出现气短、乏力、汗出、恶风等气虚卫表不固证候。养阴生津法适用于术后失血过多伤及阴液，胃阴大亏，口咽干燥、舌红少津、脉细数。健脾和胃法适用于术后脾胃不和，胃肠功能紊乱，纳差、腹胀、便秘。益气解毒法适用于术后伤口难以愈合的患者。

（2）扶正培本与化疗相结合　化学药物治疗是肿瘤治疗的重要手段。由于化疗药物的毒副作用，人体往往产生不同程度的化疗反应，主要表现为骨髓抑制导致白细胞、血小板下降及贫血，消化道反应（如纳呆食少、恶心呕吐、腹痛腹泻）以及心、肝、肾功能异常。中医学认为，化疗药物损伤人体气血津液，导致脏腑功能紊乱。扶正培本法能够减少化疗的毒副作用，减轻症状，增强机体免疫功能，提高化疗通过率，对某些化疗药物还有增敏作用。特别是在治疗化疗引起的血象下降时，不仅效果明显，而且能够克服西药生血药引起的血象不稳。

1）治疗化疗引起的血象下降：对于化疗引起的骨髓抑制，血象下降，血小板减少，中医多认为是气血两虚，脾肾亏损，治以益气生血，健脾补肾。

2）治疗化疗引起的消化道反应：对于化疗引起的纳呆食少、脘痞胀满、嗳气泛酸、恶心呕吐以及便秘腹泻、苔薄白腻或薄黄、脉细滑或细弦等，中医多辨证为脾胃不和，治以健脾理气和胃。余老认为投以益气健脾和胃中药，如人参、党参、白术、山药、黄芪、淡竹茹、焦三仙、木香、砂仁、法半夏、陈皮等可治疗恶心、呕吐、腹胀、食欲减退等症状。

3）治疗化疗引起的多脏器功能损伤：很多化疗药物对心、肝、肾功能有一定损伤，中医应用扶正培本方法，治以补血养心为法。

（3）扶正培本与放射治疗相结合　放射治疗会不同程度地耗气伤阴，甚则损及津液脏腑。临床表现为胃脘不适，倦怠乏力，纳呆食少，脘胀不适，恶心欲吐，口干喜冷饮，心烦，小便黄赤，大便干结，舌红或暗红，苔黄，脉弦、滑、数。中医认为这是热毒内盛，津液受损，气血不和，脾胃失调，肝肾亏损。故而治疗以扶正培本为大法，采用益气养阴，凉补气血为法。

目前，扶正培本法治疗肿瘤的研究还要不断挖掘和发展，以余桂清教授为首的中医学者认为在扶正培本的研究里还有许多工作要做。

第一，治则治法是中医治疗学的核心内容，是中医药研究的重要切入点。应当立足于临床实践，进一步丰富扶正培本治则在肿瘤治疗中的不同治法，以及与其他治则治法的配伍应用，以提高疗效。

第二，有效控制复发转移常是肿瘤临床治疗成功的关键，应重视扶正培本法在这一领域的研究，一些相关实验已经显示出较好的苗头，扶正培本法在控制肿瘤的复发转移方面有望发挥更大的作用。

第三，中医药治疗肿瘤的疗效特点不在明显的缩小瘤体，而在于保持瘤体稳定的前提下，使患者获得较高的生活质量和较长的生存时间。这一特点也符合西医学"以人为本"的先进理念。因此，应区别于生物医学模式下只重视肿瘤客观缓解率的评价标准，建立更符合中医药治疗肿瘤特点的科学的疗效评价体系。

第四，扶正培本法治疗肿瘤的临床研究，应引入现代循证医学的思想，组织多中心、大样本、随机、双盲的临床实验，来验证扶正培本方药在治疗肿瘤中的作用，拿出可靠的数据以便于同国际接轨，促进扶正培本治疗肿瘤的方法走向世界。

第五，现代研究认为，中药复方具有多途径、多靶点调节人体的作用。因此，对于扶正培本治疗肿瘤的有效方药要着眼于从整体、细胞、分子多个水平的研究，以进一步揭示其作用机制。

总之，余桂清教授在扶正培本研究和治疗肿瘤方面取得了巨大成绩。在他的工作和领导下，扶正培本的治则已广泛应用于肿瘤的临床，这一方法推动了中医治疗肿瘤的学术发展，促进了中医药走向世界的步伐。

第二节　张代钊

一、个人介绍

张代钊（1929— ），主任医师、教授、博士生导师，全国第二批、第四批、第五批全国名老中医药专家学术经验继承工作指导老师，全国首批 500 名著名中医药专家之一，中央电视台医学顾问，享受国务院政府特殊津贴专家。中国中医科学院广安门医院肿瘤科创建者之一，1983 年调到中日友好医院工作，历任中日友好医院肿瘤科主任，北京中医药大学教授，河南医科大学教授，河北医科大学中西医结合研究所名誉教授，重庆树仁大学教授，四川自贡市大安区人民医院（自贡市肿瘤医院）名誉院长，中国中西医结合学会第二、三、四、五届理事及肿瘤专业委员会副主任委员，中国抗癌协会肿瘤传统医学专业委员会副主任委员，中国癌症研究基金会中医药肿瘤专业委员会主任，北京抗癌协会理事，国务院学位委员会学科评议组第三届成员。曾任《中药药理与临床》《中国肿瘤临床年鉴》《中国中西医结合外科杂志》编委。

张教授是四川自贡人，1955 年毕业于山西医学院（现山西医科大学）医疗系。1958 年由卫生部委托中国中医研究院开办全国第一期西医学习中医研究班，这个学习班的学生，一部分是刚刚毕业的西医院校的优秀毕业生，一部分是有一定工作经验的优秀医师，学习中医整3年，后来都成为我国中西医名家，为中医事业的发展做出了突出的贡献，成为各个学科的带头人。青年张代钊从山西医学院毕业，成为这个学习班的一员。张代钊有一股"干什么学什么，学什么钻什么"的劲头，"非把字句弄懂不可！"他学习非常刻苦认真，表现突出，在学习丰获的同时，也收获了美丽的爱情，毕业时双双获得优秀学员三等奖。

中医理论学完后，继之而来的是临床实习，通过临床实践，张教授对四诊八纲、辨证论治有了更深的体会，不少常见病和疑难杂症经过中医治疗后都取得了很好的疗效。这段时间的学习为他日后的中西医结合工作打下了坚实的基础，也完成了从西医到中医的命运转折。张教授1958～1983年在中国中医研究院内外科研究所及广安门医院工作，1983年调到中日友好医院工作并创建了中日友好医院肿瘤科。张教授研究探索中西医结合防治常见肿瘤50余年，在提高癌症患者生存质量、延长生存期方面均积累了丰富的临床经验，在医疗和科研方面取得很大成绩，影响深远。

二、主要学术思想及成就

1. 最早提出中医药配合放化疗治疗恶性肿瘤，成效显著

张教授是将中医药配合肿瘤现代医学治疗第一人，自1960年初与中国医学科学院肿瘤医院合作，在全国率先开展了中医药防治恶性肿瘤放化疗毒副反应的临床与基础研究。一个人在临床诊断中摸索着诊治患者，通过实践再实践，不断总结临证经验，最早提出中医药减轻放化疗副反应的治则：放疗应以清

热解毒，生津润燥，凉补气血，健脾和胃，滋补肝肾和活血化瘀为主；化疗应以扶正培本为主，即以补气养血，健脾和胃和滋补肝肾为主。研制新药健脾益肾颗粒、扶正解毒冲剂，之后又在此基础上加入活血化瘀药物组成放射增敏中药——扶正增效方（院内制剂），结合放射治疗能提高肿瘤患者的近远期疗效。其中医药治疗肿瘤放化疗毒副反应的疗效享誉国内外，其经验被国内外同行广泛认同推广。其观点被学术界奉为圭臬。而且为此承担了国家"六五""七五""八五"攻关课题、多项国家自然科学基金课题，在基础研究方面做了深入探讨。

2. 食管癌中西医结合防治经验，研制"抗癌乙片"

1970年春，中国中医研究院派出张代钊教授等人加入中国医学科学院肿瘤医院肿瘤研究所的医疗队，深入食管癌高发区域林县，通过观察、研究和实践，和余桂清、段凤舞等人共同研制"抗癌乙片"（由夏枯草、黄药子、山豆根、草河车、败酱草、白鲜皮等组成，炼蜜为丸，每丸6g，每日早晚各1～2丸，这是增生平的前体药，目前广泛用于治疗消化道肿瘤），经中国医学科学院肿瘤医院肿瘤研究所林培中教授等人16年观察，使食管重度增生的癌变率降低了53.2%。

张教授经过对高发区食管癌患者的认真观察，对当地食管癌的发病原因有了清楚的认识：

（1）不良生活习惯、饮食习惯 张教授将该地食管癌高发的病因总结为"热、硬、粗、快，小米加酸菜"。林县人吃饭喜欢"热"，常常是刚出锅的饭就进口，而且喜欢"蹲食"，进食速度快，造成食管黏膜烫伤；当地人以粗粮为主，玉米是主食，容易划伤食管黏膜；林县人常吃的酸菜（非盐泡的酸菜，是用开水泡成的酸菜）、干萝卜条中含有大量的致癌物——亚硝胺类化合物、黄曲霉菌、白地霉菌等，在浅水井中提取出来的苦水中也含有亚硝胺类化合物。调查还发现，林县食管癌高发区居民很少吃到新鲜蔬菜，食物中常常缺乏 A、B、C、E 等维生素，土壤中钡、硒、铜、铁等元素的含量也较低发区为少。

（2）精神因素　张教授认为，脾气急躁、肝气不疏也是食管癌的原因之一。《素问·通评虚实论》指出："膈塞闭绝，上下不通，则暴忧之病也。"

（3）酗酒　张教授发现有酗酒史的人容易患食管癌，正如《医碥》中说："酒客多噎膈，饮热酒者尤多，以热伤津液、咽管干涩，食不得入也。"《医门法律》亦云："过饮滚酒，多成膈证，人皆知之。"

（4）正气亏虚，年高体衰　张教授认为，正气亏虚仍然是食管癌的内在病因，各种原因导致的气虚、阴虚，都会使病邪乘虚而入。朱丹溪说："噎膈反胃，名虽不同，病出一体，多由气血虚弱而成。"张教授还认为食管癌多发生于高龄的人，《医贯》论膈证时也说："惟年高者有之，少无噎膈反胃者。"

总之，张教授认为本病的发生与饮食和情志有密切的关系。噎膈以内伤饮食、情志不遂为主因，且相互影响，互为因果，共同致病，使气滞、痰阻、瘀血三种邪气阻于食管，致食管狭窄。

张教授对食管癌的治疗也有着丰富的经验，在食管癌的各个治疗阶段都配合中药治疗，手术前为保证体质以益气养血为主，佐以宽胸降气改善症状；手术后益气养血，健脾和胃，尽快恢复体力；利用中药配合放、化疗更是张教授的特长；用中药改善食管癌患者的症状，张教授也有自己的心得。

放疗是食管癌治疗的主要方法，患者会出现一系列副反应，应用中药可以减轻放疗副反应。张教授研制的扶正解毒冲剂

（生黄芪、生地黄、金银花、黄连、石斛、麦冬、枸杞子等）可以减轻放疗副反应，提高放疗的完成率，其后研制的扶正增效方对放疗有增效作用。放射性咽炎表现为咽干口干、咽下疼痛。对此张教授用"清咽饮"代茶饮治疗，金银花50g，麦冬100g，桔梗50g，生甘草50g，从放疗开始时即用。还可以用白及粉3g冲水服，每日1～2次。

张教授对食管癌的症状进行了总结，"噎、吐、痛、梗、衰"可以概况食管癌从早期到晚期的表现，并应用辨证论治的理论给予治疗，临床疗效显著。

（1）噎、吐

1）痰湿壅盛：表现为胸膈胀满，进食哽噎，头晕目眩，便溏，舌胖大、齿痕，舌苔白腻或灰腻，脉弦滑。常用生半夏、生南星、莪术、沉香。

2）肝郁气滞：表现为进食哽噎伴两胁作痛，呃逆频作，口苦口干，腹胀便秘，舌红苔白，舌苔薄黄，脉弦细。常用逍遥散加急性子、威灵仙、广木香、苏梗。李时珍在《本草纲目》中说急性子"其性急速，故能透骨软坚"，威灵仙味咸，能软坚而消骨鲠。现代研究证实，威灵仙能使咽及食管平滑肌松弛，增强蠕动。张教授将这两味药用于食管癌，可以明显缓解进食哽噎的症状。

3）血瘀热毒：表现为进食哽噎伴胸背刺痛，烦热口渴，面色发黑，口唇发紫，大便干结，舌紫暗有瘀斑，舌苔黄燥，脉弦细而滑。常用四物汤加莪术、山慈菇、水红花子、露蜂房。

4）热毒伤阴：表现为进食哽噎伴口干咽痛，午后潮热，五心烦热，大便干燥，尿黄尿少，舌红或绛，无苔少津，脉沉细。常用生脉饮加银柴胡、鳖甲、生地黄、天花粉、山豆根。

（2）痛　张教授用理气活血化瘀为法，法于"不通则痛"。药用五灵脂90g，没药60g，蒲黄炭60g，沉香30g，白芷15g，细辛9g，当归15g，川楝子30g，白芍30g，元胡30g。共研细末，装入胶囊（每粒0.3g），每次1～2个胶囊，每天3次。另外，张教授也用缓急止痛的方法用于癌性疼痛，减轻患者的痛苦。罂粟壳3g，白屈菜30g，延胡索15g，杭白芍20g，水煎服，每日1剂，分2次服。

（3）梗

1）化痰祛湿法：苍术15g，黄连3g，麻黄3g，水煎服，每日1剂。用于大量吐黏液的患者。

2）降气化腐法：硇砂6g，硼砂6g，丁香9g，冰片5g，共为细末，含化，每日4次。《本草纲目》中记载："硇砂，大热有毒之物，噎膈反胃，积块内癥之病，用之则有神功。"但是，张教授提示对于有溃疡的食管癌，禁用此药，以防发生穿孔出血。

3）活血化瘀法：壁虎10条，天葵子30g，浸于白酒250mL内1周，每日4次，每次2mL。

4）活血化瘀，软坚散结法：麝香5g，人工牛黄9g，乳香15g，没药15g，三七30g，共研细末，每次2g，每日含化4次。

（4）衰

1）益气养血法：黄芪30g，当归15g，女贞子30g，补骨脂9g，鸡血藤30g，竹茹9g。每日1剂。

2）四宝茶：冬虫夏草1～2根，西洋参10～30g，枸杞子15～30粒，红枣20～30g。每日煮水500mL饮用。如果经济不允许，可以只用后3味药。

张教授还认为，对于食管癌，预防重于治疗。因为食管癌许多患者有家族史，因此应该对高危人群进行干预，预防重于治疗。以下方法常用：冬凌草 50～90g，沸水冲泡，加冰糖，代茶饮，连用 2～3 个月，可以治疗食管上皮增生；六味地黄丸 1～2 丸，每日早晚各 1 次，治疗食管上皮增生。张教授认为，食管癌的发生与饮食习惯有关系，所以高危险人群及时改变饮食习惯非常重要。不要蹲食，不要吃过热的食物，不要吃太粗糙的食物，不要长期吃腌制食品；提倡吃新鲜食物，多吃蔬菜，粗细搭配。

3．对癌症病因病机及治则提出独特见解

张教授在临床总结出癌症的病因病机是"气、血、痰、毒、虚"，即气血不和，痰湿不化，毒邪为患和脏腑虚损。气血不和是指气血失调，气滞血瘀，进而凝结成块；痰湿是指体内的病理性液体，如果这些病理性液体长久不化也必凝结成块形成肿物；毒邪为患是指某些癌瘤的发生与毒邪内侵体内有着密切的关系，按照中医辨证此类毒邪归属阴寒之毒；脏腑虚损是癌症发生的主要内因，即古人所说"邪之所凑，其气必虚也"。根据以上病因病机之理，张教授提出八大治疗原则，即是补气养血，健脾和胃，滋补肝肾，活血化瘀，通经活络，化痰利湿，软坚散结，解毒止痛。这些独特见解贴合临床实际，被后学沿用称颂。

4．开创中医肿瘤外治新局面

张代钊和李佩文教授根据晚期肿瘤口服药物困难的情况，在国内外最早研发了中药消水膏（功效健脾利水，温阳化瘀）外敷治疗癌性腹水，痛块灵膏（功效化瘀止痛，温阳通络）外用治疗癌性疼痛均取得满意疗效。

5．总结提出"中西医结合治疗是中晚期癌瘤病人的最佳治疗方案"

癌瘤是全身疾病的局部表现，目前治疗癌瘤的各种方法都有

一定适应证和局限性。中医长于扶正培本，可增强患者免疫力，但在临床上其抗癌作用不如扶正作用强。西医治疗癌瘤多以手术放疗及化疗为主，这些疗法长于抑瘤抗癌，但对机体的免疫力常带来一定的损伤和打击。可将中西医之长有机结合起来，充分发挥两者之长，去其所短，对各期肿瘤患者的治疗在全面分析病情后，制定出一个中西医结合的、有计划的、科学的（既是规范的又是适合个体的）、患者体质及经济能力能承受得了的综合治疗方案。事实证明经过如此综合治疗后的患者其生存质量都较好，复发及转移率亦较低，其生存率也得到明显提高。

6. 对肺癌的发病机制和治疗方法有独特的认识

张教授认为，肺癌发病原因主要与正气虚损有关，正气虚贯穿肺癌的整个发病过程，其中尤以中晚期肺癌最为明显。正气内虚，脏腑阴阳失调是肺癌发病的基础。正气不足，气血阴阳失衡，脏腑功能失调，使机体抗病能力下降，邪气乘虚而入。邪气入内，留滞不去，阻于胸中，宣降失常，气机不畅，气滞血瘀，阻塞脉络，津液输布不利，聚而为痰，痰瘀胶结，从而形成肿块。肺癌早期患者往往有气虚表现，多见乏力；中期部分患者出现阴虚合并气虚，兼有内热症状，部分患者出现痰湿阻肺的表现；晚期瘀毒渐显，伴有疼痛等症状，肺阴虚也渐渐发展至肾阴虚，导致肺肾阴虚，最终出现气血双亏，阴阳俱虚。

气虚、阴虚及气阴两虚型之所以会成为肺癌的主要分型，是有其理论基础的。肺为娇脏，不耐寒热，喜润恶燥，易为燥伤。烟毒秽气，邪热耗津，房劳伤肾，均可致肺阴不足，故肺脏受病，必有伤阴。《理虚元鉴》认为，阴虚之证统于肺，阳虚之证统于脾。《医门法律·虚劳门》亦言："阴虚者，十常八九，阳虚者，十之一二。"阴伤化热，内外邪热，更伤津液，津亏血少，脉道失充，血行瘀滞而致血瘀；阴伤化热，亦炼津为痰，痰阻气滞，气滞血瘀，日久成积。痰阻血瘀，郁而化热，更伤阴液，互为因果，恶性循环。同时肺癌患者大多屡经手术、放疗、化疗，手术中失血、化疗中剧烈呕吐、利尿均可致津血亏乏加重阴伤，而放射治疗更是"大热峻剂"，耗伤人体阴液。因此，肺癌之人多阴虚、多气虚。

张教授在肺癌患者的治疗各个阶段都应用中药配合，疗效显著。

（1）中医药与手术相结合　①肺癌手术前使用中药，张教授以改善患者的机体状况，增强体力，调理因其他基础疾病引起的不适为主，以利于手术的顺利进行。②肺癌手术后多伤及气血，故常予补气养血之中药，使患者手术造成的损伤早日恢复，尽快恢复体力。③肺癌术后应用中药维持治疗，可减少复发，防止转移，延长生存时间。在实践中，张教授通常给予生脉饮益气养阴，予陈皮、茯苓、焦三仙、鸡内金等健脾和胃，予青黛、半枝莲、山慈菇等增强抗癌功效，以帮助患者尽快康复，预防肿瘤复发。

（2）中医药与放射治疗相结合　张教授发现，患者接受胸部放疗后经常会出现口干、舌燥、咽喉疼痛、干咳等症，他认为放疗属于"热毒"范围，容易伤阴。配合放疗的总治则是养阴清热生津，益气养血，健脾和胃，滋补肝肾，可减轻以上症状。放射性肺炎是肺癌放疗的常见并发症，张教授常用活血化瘀中药防治肺纤维化。另外他在应用中药以放射增敏方面也有一定研究，为了达到既减轻放疗副反应，又增加放疗效果的目的，研制了扶正增效方，在临床中取得了良好的效果。

（3）中医药与化学药物治疗相结合　化疗是肺癌治疗的重

要手段，但其同时也产生一系列副作用，表现为胃肠道不良反应，骨髓抑制以及对心脏和肝、肾功能的影响。张教授认为，化疗药物损伤人体气血，导致五脏六腑功能失调，而益气养血、健脾和胃、滋补肝肾可以减轻和改善这些副反应。他提出凉补气血的概念，补益的同时不助邪，所用药物尽量选择气味平和之品，如生黄芪、鸡血藤、沙参、西洋参、生地黄、黄精、三七粉。滋补肝肾常用枸杞子、女贞子、山萸肉、菟丝子。张教授还认为减轻化疗副反应要与时俱进，随着新的化疗药的出现，新的副反应会出现，中药也要有相应的措施。如治疗肺癌的靶向药易瑞沙、特罗凯引起的皮疹，培美曲塞引起的严重乏力等，都值得去研究相应的中药。

晚期肺癌往往出现广泛转移，预后差，无法根治，临床治疗主要以延长生命，获得较好的生活质量为目的。中医药治疗可以减轻症状，稳定病灶，延长生存时间，这点已经得到广大肿瘤医生和患者的认可。对于晚期患者，张教授通常给予扶正培本、健脾益肾的治疗方法，在治疗当中注意顾护患者的胃气，在扶正的同时给予清热解毒散结的药物，根据患者气血阴阳和脏腑盛衰的具体情况，权衡扶正与祛邪的轻重缓急。正气尚足的人，重用抗癌之品；正气已虚之人，慎用攻伐之药。

张教授认为肺癌患者的辨证分型中阴虚气虚居多，具体包括阴虚内热、脾虚痰湿、气阴两虚、气滞血瘀、肺肾两虚五型。张教授认为患病初期以实证为主，同时多合并有气虚和阴虚，随着病情的进展虚证加重，邪气更重。对五种不同分型的患者分别用不同的中药，初期可重用祛邪之品，中期祛邪扶正并用，晚期重用扶正，少用祛邪。具体用药为阴虚内热用沙参麦冬汤合百合固金汤，脾虚痰湿用二陈汤合四君子汤加味加减，气阴两虚用生脉饮合四君子汤加减，气滞血瘀用瓜蒌薤白半夏汤加减，肺肾两虚用二仙汤合补肾定喘汤（经验方）加减。

在随症加减方面张教授有一定的经验，咳重加川贝母、炙枇杷叶；咳痰不利重用全瓜蒌；咯血重加白及、藕节、侧柏叶炭，生地改炭；声音嘶哑选加木蝴蝶、川芎、玄参、蝉衣；胸痛不止选加制乳没、瓜蒌皮、橘络、延胡索；自汗短气选加人参、五味子、炙黄芪；脘腹凉加干姜、制附子；吐酸加乌贼骨；便溏泄加炒山药、菟丝子；便秘甚加大黄、麻仁；失眠加夜交藤、合欢花、生龙牡；纳呆加鸡内金、焦三仙；腰困痛者加续断、杜仲、枸杞子。

生脉饮是张教授应用很广泛的一个方子，他认为肺癌患者多合并气虚阴虚。对于生脉饮中的"参"，张教授用得很有讲究，偏热象者，用西洋参、沙参；偏寒者，用红参、党参；寒热不显者用太子参。

张教授注重预防为主的治未病思想，将中医"未病先防"和"既病防变"的思想运用于肿瘤临床，他常说"肿瘤是治不完的，预防重于治疗"。主张提前干预，预防肿瘤的发生，预防肿瘤的转移复发。主要包括：①对肿瘤高危人群及癌前病变的干预；②肿瘤术后防止复发和转移；③肿瘤放、化疗毒副反应的预防和干预。从而将"治未病"的思想贯穿于肿瘤防治的全过程当中。

第三节　郁仁存

一、个人介绍

郁仁存（1934—），主任医师、教授、博士生导师，首都医科大学附属北京中医医院肿瘤科创立人，第三批、第四批、第五批全国名老中医药专家学术经验继承工作指导老师，首都国医名师，全国名中医，是我国中医肿瘤学科和中西医肿瘤学科的奠基人之一。现任北京中医医院肿瘤中心名誉主任，历任中国医师协会中西医结合医师分会肿瘤学科专业委员会荣誉主任委员、北京中西医结合学会肿瘤专业委员会名誉主任委员、中国中西医结合学会肿瘤专业委员会顾问、中国老年学学会老年肿瘤专业委员会顾问，香港保健协会高级医药顾问，新加坡同济医药研究院顾问和客座教授。《癌症进展》杂志副主编，《癌症》《中国中西医结合杂志》《北京中医药》等杂志编委。

郁教授是浙江绍兴人，从小深受中医文化影响，在父亲建议下，选择报考医校，从医济世。1955 年 8 月他以优异成绩毕业于江西医学院医疗系，在西医基础理论及内科学临床方面打下了扎实的基础。1959 年初，北京市举办第一届西医离职学习中医班，由北京地区各单位抽调选派西医参加学习，由于郁教授从小深受中医熏陶，所以他积极主动要求参加学习。从 1959 年 3 月到 1961 年 12 月，用三年时间，在"系统学习、全面掌握、整理提高"十二字方针指导下，专心学习中医系统理论和临床实践，从内经、伤寒、本草、脉经等各部经典，到李杲、张景岳、薛生白、张锡纯等各大医家，遨游在中医的殿堂，博览群书，博闻强记，沉醉其中。毕业后调到北京中医医院、北京市中医研究所，从事中医、中西医结合临床诊治和研究工作，师从多位名老中医，学到了大量宝贵的临床经验。宗老（宗维新）的经方活用、白老（白啸山）的滋阴补肾体会、姚老（姚正平）的三焦气化学说、关幼波的肝病治疗方略、王为兰的湿热痹证治疗经验（温病条辨方）、王大经的温阳治寒痹原则等，成为郁教授日后中医、中西医结合肿瘤学术水平发展的沃土。

1968 年，国内肿瘤发病率逐渐升高，成为影响人民身体健康的重大疾病，郁教授作为北京地区医务代表之一，参加卫生部召开的全国肿瘤工作会议，会上号召成立肿瘤防治办公室，有条件的单位要成立肿瘤科。随后，北京中医医院将原肿瘤组从内科分出，单独成立肿瘤科，成为国内第一批在综合性中医院设立的肿瘤专科之一，郁教授先后担任肿瘤科副主任、主任，从此专注于中西医结合肿瘤研究工作。主持肿瘤科工作后，郁教授首先从文献入手，将当时肿瘤组几位老中医专门摘抄的古代文献中与肿瘤有关的论述和理法方药经验的卡片共一千余张，调来学习和整理，初步将"中医对肿瘤的认识和治法"系统整理成文，发表在《中华内科》杂志上，并作为讲座材料。

郁教授在几十年临床研究中，贯彻"古为今用，洋为中用"的原则，刻苦钻研，逐步探索和总结了一整套中医、中西医结合治疗肿瘤的理、法、方、药及辨证论治规律，提出了中医防治肿瘤的观点、理论、学说和方法，为中医肿瘤学科的建立打下了良好的基础。他参加了国家"六五""十一五"的肿瘤中医攻关课题的研究，获得过部级、省级及局级科研成果或科技进步奖十余项，发表论文百余篇，著有我国第一部中医肿瘤专著《中医肿瘤学》，主编及参编专业书籍 20 部，为创建我国中医肿瘤学和中西医结合肿瘤学做出了重要贡献，是我国中医肿瘤学科和中西医结合肿瘤学科的奠基人之一。多年来，郁教授多次应邀赴日本、美国、新加坡、马来西亚、印度尼西亚、泰国、菲律宾等地参加学术会议，进行讲学交流，将中医药治疗肿瘤的经验方法推向世界。还应邀在以上国家和地区为当地知名人士进行会诊和中医治疗，在东南亚华人中影响很大，以其"学术渊博，中西汇通，医德高尚，疗效卓著"而享誉海内外。

二、主要学术思想及成就

1. 内虚学说的建立

众所周知，肿瘤的发生与外邪、饮食、七情、先天禀赋等因素有关，但郁教授认为"内虚"才是肿瘤发生发展的关键因素。所谓"内虚"是指由于先天禀赋不足，或后天失养，或由自然因素（中年以后肾气渐衰）引起脏腑虚亏。

（1）"内虚"学说的古代理论基础 《灵枢·百病始生》曰："风雨寒热，不得虚，邪不能独伤人。卒然逢疾风暴雨而不病者，盖无虚，故邪不能独伤人。此必因虚邪之风，与其身形，两虚相得，乃克其形。"指出"内虚"是疾病发生的关键，如果正气充实，外在致病因素就无法侵入体内导致疾病的发生；如果正气虚弱无法驱邪外出，使邪气留于机体内，则影响脏腑经络气血津液等的正常功能，使机体内环境发生改变，从而导致疾病的发生。中医理论认为，人过中年以后，肾气逐渐衰弱，机体开始出现衰老过程，这时全身脏腑经络气血功能容易失调，机体处于"内虚"状态，容易受致癌因素的影响而发病。

（2）"内虚"学说的现代病因学依据 从现代肿瘤病因学的观点看，虽然已确定了多种致癌因素，如环境因素、饮食因素等，但它们对机体致癌的作用方式，最终必须引起机体本身的变化和反应。现代分子生物学的研究已经发现了越来越多的肿瘤特异基因，所以许多学者认为潜在的肿瘤相关基因是癌症发生的基础。各种肿瘤的共同特点就是细胞异常增生造成全身消耗性疾病。这种细胞的异常增生是由于个体本身有潜在的肿瘤基因，在受到外部因素的刺激时，造成基因突变使细胞异常增生。如肺癌患者本身肺组织内已有潜在的肺肿瘤相关基因，由于长期吸烟或吸入一些化学性物质如苯类化合物，长期慢性支气管炎等刺激导致基因突变，细胞异常增生而成肿瘤。又如肝癌患者由于长期吃黄曲霉素含量过高的发霉花生、玉米，或吃含亚硝胺较高的腌菜、酸菜、熏烤鱼等而致潜在的肝癌基因突变致肿瘤。白血病患者骨髓本身存在潜隐基因，由于病毒侵袭或理化因素、放射线等使基因突变，使骨髓原始、幼稚细胞增生异常。

从上述观点分析，以外因论为主的观点不能解释为什么在外界环境条件大致相同，接触的致癌物质的作用也大致相同的人群中，有人患癌，有人不患癌；另外，在一些病例中可见到二重癌，甚至三重癌，这都说明决定的因素还是在于机体的内在环境和因素，即使外界存在致癌因子，如果机体内环境稳定正常，则不易发生癌症。正如中医所说的，"正气存内，邪不可干"。

（3）"内虚"学说指导肿瘤防治　肿瘤发病的"内虚"学说早在郁教授的《中医肿瘤学》中已正式提出，郁教授认为这一理论对我们防癌、治癌的临床实践具有重要的指导意义。

在防癌方面，除了防止和阻断外界致癌物质进入人体和长期作用外，更重要的是使人体的组织器官与功能不致失调，保持和提高机体的防御能力，防止慢性刺激，及时治疗慢性炎症或癌前病变，防止细胞癌变。在这方面我国传统的保健方法如气功、太极拳及摄生方面有着丰富的经验，在预防癌症及老年病上很有进一步研究的价值。

在癌症治疗方面，郁教授采取的原则是除了消除癌灶（手术、放射治疗、化学药物治疗）外，还必须调整机体的内环境。

在临床上，肿瘤复发的因素极为复杂，但内因仍然是起决定作用的。如膀胱癌，术后很易复发，每次手术或电灼并不能改变其容易复发的内在环境，但术后以中药治疗调理和改变整体及膀胱局部的内在条件，确实能使一些病例数年内不再复发。在临床实践中，郁教授深刻体会到维护患者"先天之本肾"和"后天之本脾"的重要性，善用健脾补肾法调理以增强患者自身抗病能力及平衡体内的失调之处，分阶段、有重点地应用健脾益气和补肾固精之品治疗。

郁教授在临床中非常注重健脾补肾，认为有胃气则生，无胃气则死，即便应用抗癌解毒药亦顾护脾胃，以不伤正气。恶性肿瘤患者多数存在疲乏无力、形体消瘦、面色无华、纳食减少等脾虚症状。而且手术后耗气伤血使消化功能减退；化疗及放疗过程均能严重损伤脾胃，造成营养障碍；大量清热解毒苦寒药或养阴滋腻碍胃药物使患者出现胃脘不适，腹泻，食欲减退，疲乏倦怠。所以，在肿瘤治疗时一定要考虑到这些方法对脾胃功能的影响，在治疗的各个阶段，都应注意保护脾胃功能。尤其是术后气血大伤虚弱的患者及化疗期间患者，应用健脾补肾中药可以益气养血扶正，提高机体免疫力，进而减轻化疗毒副反应，提高化疗疗效，即"养正积自除"。在治疗中不一定有肾虚症状，但应用补肾中药滋养五脏，可以促进脾胃功能恢复，还能增强患者细胞免疫和免疫监视功能，调节内分泌环境，调动和增强机体内在抗癌能力，改善体力，提高患者生活质量。郁教授在应用肉桂、鹿角胶等滋腻温热助阳之峻品时，别具匠心地用鸡内金、砂仁、焦三仙顾护脾胃，补命火而不伤中阳；而配伍六味地黄丸为主大队养阴之品时，则防其滋腻有碍中州之运化，有时配合生谷芽、生麦芽升发胃气。

实践证明，中医药在调整人体机能、增强抗癌能力方面的作用是广泛而有效的。中医"内虚"学说在肿瘤发病中的意义，值得重视。

2. 气血学说的提出

郁教授是国内最早提出应用"益气活血法抗肿瘤"的中西医结合专家，这一观点是经过临床实践和深入研究提出来的，有理论和经验、临床和实验的基础，对中医治疗肿瘤的学术发展具有重大的指导意义。而大量的临床实践也验证了该理论的正确性。目前，益气活血法已经成为临床治疗肿瘤的主要法则之一。

（1）气虚血瘀证的普遍性　气虚血瘀证可见于许多疾病的不同阶段，由于体质差异，表现也不尽相同。从传统中医理论看，气虚血瘀证主要包括头晕目眩，气短懒言，神疲乏力，甚则心悸自汗，纳呆便溏等气虚症状，和疼痛、痛处固定不移，夜间或劳累后加剧，经久不愈，可触及包块，舌质淡紫或有瘀斑，或舌底青筋暴露等血瘀症状。

郁教授认为，气虚血瘀症状在肿瘤患者中普遍存在，气虚最为典型的症状是疲劳，血瘀典型特征为固定部位的疼痛、包块和特殊的舌象表现，而肿瘤患者中，疼痛、病理性肿块、疲劳是最为普遍存在的症状。从中医角度分析，气是人体一切生命活动的动力，具有推动、温煦、防御、固摄及气化等多种作用；血有营养和滋润全身的功能，必须在脉中运行，才能发挥其生理效应，人体各种机能活动均依赖于气血的运行。

典型的气虚证有气短乏力、自汗懒言、面色㿠白等症状表现，虽然五脏的气虚表现各有特征，但其中最核心、最基础的症状为疲劳。它的病理机制是作为生命动力的气的缺乏，由于疲劳无力，患者自然少动懒言，自然倦怠气短，表现出一派气的推动力量不足的证候。

血瘀是指血液的循行迟缓和不流畅的病理状态，血瘀阻滞在脏腑、经络等某一局部时，则发为疼痛，痛有定处，得寒温而不减，甚则形成肿块。肿瘤患者疼痛的原因，可能亦有寒热、痰凝等其他因素，但大多数是固定部位的疼痛并伴有肿块，这符合血瘀疼痛的特点。

（2）气虚血瘀证的本质　气虚及血瘀是肿瘤发展过程中具有重要意义的两个病理机制。"邪之所凑，其气必虚"，肿瘤的形成是正气先虚，然后客邪留滞，引起一系列病变的结果。正气不足是肿瘤发生的内在的根本原因。西医学的"肿瘤的发生与免疫抑制、肿瘤的遗传易感性、正常细胞转化成肿瘤细胞过程中抑癌基因的突变与缺失"等从多角度验证了肿瘤发生的"内虚学说"。

肿瘤形成后，由于其生长、发展的速度超过了正常组织，消耗了大量的机体正常组织赖以荣养的气、血、津液，从而引起正气的进一步损伤；现代肿瘤治疗中的手术伤气血、放疗耗津气、化疗损脾胃肝肾之气，这些也是导致肿瘤患者正气不足的重要原因。

另外，血瘀证也是肿瘤形成的关键病机，《血证论》中指出："瘀血在经络脏腑之间，则结为癥瘕，瘕者或聚或散，气为血滞，则聚而成形"，"瘤者常聚不散……概之为病，总是气与血胶结而成"。《医林改错》说到"肚腹结块，必有形之血"。以上均明确地指出血瘀是肿瘤形成的重要因素。西医学研究也发现，肿瘤患者肿瘤局部出现血流速度减慢，红细胞出现异常聚集等，提示微循环障碍与肿瘤的进展和转移有着相应的联系。

临床上通过直接抑制肿瘤血管内皮细胞增殖，可以抑制肿瘤的病理性血管生成，达到控制肿瘤的效果。

（3）郁教授临证运用益气活血法经验　郁教授强调对于益气活血法的应用，首先应以辨证为基础，即"有是证，用是药"。发现有气虚血瘀证，即可用益气活血法。对于进行放化疗患者，有乏力、纳差、舌质瘀斑、舌下脉络粗张、指甲色素沉着等症状，可应用益气活血法。亦可于诸症出现之初，预防性应用，以减轻化疗、放疗毒副反应，提高疗效。另外，由于该法攻补兼施，在祛邪的同时又扶助了正气，可用于晚期肿瘤的中医药治疗，又可用于存在一定气虚血瘀证征象而转移的危险较大的肿瘤，如Ⅱb期乳腺癌、Ⅱ期低分化肺腺癌及鳞癌等。

郁教授认为，益气活血法治疗肿瘤最关键的问题，是选择什么样的益气药和活血药，益气药用量及活血药用量的比例也是成败的关键。原则上是选择经现代科学研究证明有提高细胞免疫功能的及调理脏腑功能的益气药为君药；活血药则选择已证明对肿瘤细胞有抑制作用的而且对免疫系统功能无明显抑制的活血化瘀药。益气药的用量应大于活血药（7:3～6:4），这样才符合"气行则血行"的益气活血法的根本宗旨。同时如果没有有效抗肿瘤的治疗（化疗或生物靶向治疗）时，则要加上已证实有抗肿瘤作用的其他抗癌中药。在选择活血化瘀药物时，应避免应用对免疫系统有较强抑制作用的中药（如丹参、赤芍等），如果不得不选择免疫抑制药物，就更应注意加强扶正固本中药的选择应用。

3. 平衡理论

多年的临床实践使郁教授深刻体会到中医的阴阳学说指出的"阴平阳秘，精神乃治"在癌症防治中的重要意义。在癌症治疗中，脏腑功能、气血功能、邪毒与正气之间的平衡是病情稳定的前提，治疗的目的都是使之达到新的平衡。中晚期癌症患者的普遍特征是正虚邪实，这时若用放、化疗，大肆攻伐邪毒，则机体无法胜任，而以扶正为主、祛邪为辅的治疗原则，使体内的阴阳、虚实之间达到新的平衡，常可延长患者的带癌生存时间，且能维持较好的生活质量。这就是郁教授平衡学说指导下的肿瘤的综合治疗理念。

中医理论认为无论任何疾病其基本病机都属于体内阴阳平衡失调，如《素问·生气通天论》所云："阴平阳秘，精神乃治；阴阳离决，精气乃绝。"而阴阳平衡具体表现为以五脏为中心的各个系统（包括脏腑、经络、精气神等）功能的协调与平衡。保持平衡，使机体的内在环境保持相对稳定的状态（内稳态），机体就会处于健康状态。反之，平衡失调，机体内环境出现紊乱，机体则会发生病理变化，导致疾病甚至死亡。

现代研究表明，肿瘤的发生、发展与转移就是由于诸多的失衡导致的，比如癌基因与抑癌基因失衡、细胞增殖与分化失衡、细胞增殖与凋亡失衡、促转移因子与抗转移因子失衡、正邪力量对比失衡等。

平衡理论指导下的治疗原则如下：

（1）辨证与辨病相结合 "辨证论治"是中医治疗疾病的特色之一，郁教授认为中医临诊中最重要的是辨证施治，在肿瘤的治疗中主要体现为，在不同癌症患者的某一阶段，可出现同一中医辨证的证型，也就要以同样的理法方药去治疗（异病同治）。

例如郁教授在 20 世纪 70 ~ 80 年代，重点研究了肿瘤患者的"脾虚证"，发现许多肿瘤患者，特别是消化系统肿瘤患者，在疾病某一时期表现为"脾虚证"，深入研究发现其病理生理机制是多方面的，表现有免疫功能减低；巨噬细胞、T 细胞亚群、自然杀伤细胞（NK 细胞）活性均下降；胃肠道内分泌（胃泌素、胰酶等）功能失调；胃肠道运动失调，加快排空（利用同位素胶囊追踪观察）等变化。这些变化与脾虚证有关，而与癌症病种无关，这些症状使用健脾中药后就能明显好转。

其后郁教授通过长期的临床观察，注意到许多癌症患者有"气虚血瘀"证的存在，特别是在接受化学药物治疗或放射治疗之后，患者的气虚血瘀证出现率明显增高与加重，表现为舌象和中医血瘀客观证候的出现，微观方面检测到有血液高凝状态（微循环改变、血凝与纤溶系统失调，血栓素与前列腺素代谢产物的变化等），同时患者的细胞免疫功能和活性低下（Th 细胞、Th/Ts 比、NK 细胞活性等），经用益气活血法治疗后，均有明显改善和恢复。这种中医证型的存在与肿瘤病种无关，说明了在肿瘤治疗中遵循辨证施治原则的重要性。

另一方面，同一疾病，患者因各种因素，在疾病不同时期和阶段可以表现为不同的中医证型，因而要用不同的中医理法方药来治疗（同病异治）；例如即使都是肺癌，但由于患者个体差异和病理不同，可以表现为不同的证型，如气阴两虚型、痰湿蕴结型等。另外，即使是同一个患者，在疾病整个过程中，随着疾病的发展或好转，其中医辨证类型也是不同的。

在恶性肿瘤的治疗中，除辨证之外，还要与辨病相结合。每一种癌症都有它的生物学特性，有大致相同的发生、发展规律，有其形态学变化的共同基础及病理生理、生物化学改变的共同规律，这些就是肿瘤辨病的基础。郁教授通过长期的临床实践，不但逐步摸索出辨证施治的一般规律，也逐步探索出一套辨病治疗的经验与规律。如在肺癌的治疗中，根据其病理分型的不同，选用的中药也有所区别，腺癌选用白花蛇舌草、草河车、白英、金荞麦、龙葵等，鳞癌则选用石见穿、石上柏、冬凌草、北山豆根等。

西医学的重点在诊断疾病，即辨病为主，而中医则侧重在辨证。在肿瘤治疗中，把中西医两套治疗方法即辨证治疗与辨病治疗相结合起来，每个患者除了诊断清楚所患的疾病种类、细胞类型、分期、部位及恶性程度等辨病的内容外，还要弄清楚患者目前是属于中医辨证的何种类型，不但可以纵观全局，诊断清楚，以循证医学的原则，更好地掌握治疗与预后；另一方面也可以弄清患者的中医证型，了解体内气血、阴阳、脏腑、经络的情况，就能更好地指导治疗。临床上把辨证与辨病结合起来，对于指导治疗、立方遣药都有实际意义。两者相互结合，就可以提高疗效。

（2）局部与整体相结合　郁教授临床治疗疾病非常注重局部与整体的辨证关系，在疾病发生发展的过程中，局部与整体是对立统一的，局部病灶的存在使受侵的脏腑、器官、组织等受到了伤害，并逐渐影响到了全身，出现了全身各系统的功能失调和形态变化；反之，全身整体状况的好坏又往往影响治疗的成败及局部治疗的效果。所以对一个癌症患者，治疗前必须先弄清楚患者的全身机能状况，精神状态，体质强弱，饮食好坏，各脏腑、气血的功能失调状态，作为整体情况衡量的内容；同时，也要详细掌握肿瘤局部情况，大小、种类，发展浸润情况和肿瘤的性质，以便考虑如何消除病灶，或有无可能消除病灶。

当整体情况较好时，治疗则侧重于局部肿瘤的清除，如宫颈癌、皮肤癌、乳腺癌等；而晚期患者全身衰弱，或者肿瘤已经很大，或者已广泛转移时，则必须侧重整体机能的维护，特别是调理脾胃，补气养血，以保"后天之本"，增强患者抗癌能力以提高患者的生存质量，延长生存期。临床上我们常常可以见到某些肿瘤患者经过手术、化疗、放疗等一连串的积极治疗后，病情反而迅速发展，生活质量严重下降，并在短期内死亡；相反，有一些晚期患者，未行手术治疗及放化疗，而单纯使用中医治疗及对症支持治疗，局部病灶发展缓慢，而临床症状明显改善，身体的整体情况良好，并达到了长期带瘤生存。上述现象提示我们在肿瘤治疗中要兼顾局部和整体。

（3）扶正与祛邪相结合　疾病的发生、发展，是正邪相争的过程。疾病的治疗是为了扶助正气，祛除邪气，改变邪正力量对比。邪正相争的胜负，决定疾病的进退。因此，临床应用扶正与祛邪法则时，应认真细致地观察和分析邪正力量对比情况，邪与正之轻重缓急，然后决定扶正与祛邪的先后和主次。

扶正，就是扶助正气，就是通过药物和其他方法，并配合适当的营养给予和功能锻炼（如气功、太极拳等），增强体质，提高机体的抵抗力，以达到战胜疾病、恢复健康的目的。这种扶正治疗适用于以正虚为主的肿瘤患者。祛邪，就是使用攻逐毒邪的药物和治疗方法，或运用针灸等各种治疗方法，祛除病邪，控制癌症，以达到邪去正复的目的，适用于以邪盛为主的病证。在癌症发生、发展过程中，正邪力量的对比处于相互消长、不断变化之中，因此在治疗中应把"扶正"与"祛邪"辨证地结合起来；根据病情的具体表现，或以扶正为主，或以祛邪为主，或先攻（祛邪）后补（扶正），或先补后攻或攻补兼施，随机应变，才能收到较好的效果。郁教授认为，"虚则补之，实则泻之"，这是总的治疗原则。癌症患者早期正气未衰，重在祛邪，兼顾扶正，采用攻中有补的原则；中期肿瘤发展，正气日损，宜攻补兼施；晚期患者，正气大衰，邪毒昌盛，然不任攻伐，治疗以补虚为主，祛邪为辅。

在肿瘤的治疗中，祛邪抗癌虽然是消除肿瘤的主要手段，但是如果不顾病情、一味攻邪，则反伤正气，最终造成病情急剧发展的恶果。故郁教授以"扶正与祛邪"相结合来指导肿瘤的治疗，按不同患者的具体情况而区别对待。如患者手术、放疗后，肿瘤虽已去除或控制，但同时机体也受到了一定损害，故治疗应以扶正调理为主。肿瘤患者在放、化疗时，由于它们是主要的抗癌攻邪手段，所以治疗期间，最好适当配伍中、西医扶正调理措施，这些措施不仅可以尽量减少放疗、化疗的毒副反应，而且可以加强和保护机体的抗病能力，提高机体免疫力，并且有的与放、化疗结合，还可增加治疗效果。临床上肿瘤治疗的特点在于"调之使和"。既体现消除病理损害的"祛邪"的一面，又有恢复正常生理功能"扶正"的一面，真正做到扶正与祛邪的统一，始终抓住扶正环节，体现出在扶正基础上祛邪的原则。

4. 主要学术成就

（1）著书立说，编写《中医肿瘤学》 在临床经验积累的同时，郁教授开始着手进行中医古籍文献整理，将当时肿瘤组几位老中医白啸山、丁化民等专门搜罗摘抄的古代文献中与肿瘤有关的论述和理法方药经验的三大箱卡片共一千余张，调来学习和整理，发现中医学关于肿瘤的记载资料散乱，缺乏系统的整理，古籍中对于良、恶性肿瘤的鉴别未明确提出，且发现时多为晚期，即以十全大补丸终其天年，对真正论述的恶性肿瘤则多次提到"死不治"，症状和脉象的描述也不详尽。于是郁教授萌生了要撰写系统论述、规范治疗的《中医肿瘤学》的念头，而这在当时仍是肿瘤领域的空白。

郁教授查阅大量古籍文献，将中医学对肿瘤的认识系统整理。早在 20 世纪 70 年代初即写成《祖国医学对肿瘤的认识与治法》一文，并写入 1976 年全国肿瘤专家编写的我国第一部肿瘤专著《实用肿瘤学》第一册的总论中。此后，又结合从理论到实践、从实践到理论的经验总结，开始构思撰写我国第一部中医肿瘤学专著《中医肿瘤学》。郁教授平时上班兢兢业业，写作从不占用工作时间。他往往在上下班的路上乘坐公共汽车时，构思晚上要写的纲目、内容、层次，回家忙完家务，把要写的资料、文献摆上满满一桌子，按照思路一个字、一个字完全手写书稿，每每到深夜完成计划才满意收笔。郁教授思路清晰，逻辑性强，长期的思考酝酿、经验积累让他胸有成竹，行文有条不紊，一气呵成，少有反复修改。尤其是下册抗癌药物的药理作用，郁教授更是逐个稽查校对，每味药都是依据现代医学的研究并经过查证后汇编而成。历时年余，终于完成开创中医肿瘤系统规范治疗的专著《中医肿瘤学》，于 1983 年、1985 年相继由科学出版社出版上册、下册，该书荣获北京市中医管理局一等奖以及国家中医药管理局三等奖，其中《中医肿瘤学》上册在日本翻译出版。后被同行奉为中医肿瘤学教科书及参考书，成为中西医结合肿瘤治疗的领航书籍。

郁教授在书中首次提出了肿瘤在古代文献中的中医病名与西医病名的对照，通过病因病机的分析，系统地归纳总结了六大病因，即"气滞、血瘀、痰凝、湿聚、热毒、正虚"，提出了中医治癌的六大治则，即扶正培本法、活血化瘀法、清热解毒法、软坚散结法、化痰祛湿法、以毒攻毒法。在国内率先创立了"内虚"学说，指出中医理论"邪之所凑，其气必虚"的指导意义，据此提出以内虚学说指导肿瘤的防治策略。在治疗上，提出了中西医结合治疗肿瘤的途径和方法，即辨证与辨病相结合，扶正与祛邪相结合，整体与局部相结合，近期治疗与长期调摄相结合，中医药与手术相结合、与化疗相结合、与放疗相结合。提出气虚血瘀证与肿瘤发生、发展互为因果，相互影响，也是西医放化疗治疗肿瘤导致的病理产物，进而提出"益气活血法"是肿瘤治疗中的重要法则。并且首次提出肿瘤患者的营养问题，辨证施食，均衡营养，提出了中医药防止肿瘤复发转移的可能性。全书体现了郁教授在肿瘤防治中的创新学术思想和宝贵经验，在当时极具先进性。

郁教授致力于学术研究和探讨，先后在全国性杂志及国内外会议上发表论文百余篇。除《中医肿瘤学》外，还主编了中国中西医结合学会丛书《肿瘤研究》《癌症诊治350问》《老年肿瘤防治知识》，其中《肿瘤研究》一书在台湾地区亦出版。近年更出版了中国现代百名中医临床家丛书之《郁仁存》，以及《郁仁存中西医结合肿瘤学》《郁仁存肿瘤临证带教实录》《郁仁存常用抗肿瘤药对》《郁仁存治疗肿瘤临证经验集萃》等著作，参编了专业书籍20余部。

（2）学术推广，中医走出国门 中西医结合治疗肿瘤的成效卓著，随着经验的不断积累，郁教授把目光转向了世界。为了将中医药发扬光大，走出国门，郁教授勤学不辍，曾先后脱产作为学生在北京语言大学外国语学院英语系及北京外国语大学英语系学习英语两个学期。作为班上年龄最大的学生，别人背两三遍就能记住的短文，郁教授要花更多的时间去读、去记，业余时间全部用来进行外语实践交流，阅读英语文献及国外英文病历资料，不懂就查，医学专业英语水平得到了迅速提高。当时中医研究所有专门的外语老师，郁教授抓住机会，常常跑去练习口语，孜孜不倦，口语水平得到了极大锻炼。因缘际会，著名老一辈翻译家章含之女士更不吝赐教，每周对郁教授的英语学习进行指导，郁教授举一反三，融会贯通，英语水平得到很大提升。

郁教授通过国际学术交流为中医治疗肿瘤向世界推广做出了很大贡献，而这也得益于郁教授高超的英语水平。郁教授两次受邀参加日本东洋医学会学术大会，会上做的《中西医结合治疗研究的进展》及《中西医结合治疗肿瘤的重要作用》报告，深受欢迎。1989 年在波多黎各召开了美国第 30 届生药学学术年会，郁教授应邀在大会上做了《中医药作为免疫调节剂在肿瘤治疗中的应用和研究进展》的专题报告，会后还受邀至美国华盛顿特区参观访问，并用英语做交流讲座。此后参加多届亚太地区肿瘤学术会议，在会上介绍中医药治疗肿瘤的进展。参加新加坡同济医院中西医讲座，于 1992 年为该院建立了肿瘤组并为该院临床带教。通过国际交流，国际社会越来越多地了解和重视中医学在肿瘤治疗中的作用，也使得中医发扬光大。

第四章　学派著名医家

第一节　段凤舞

一、个人介绍

段凤舞（1920—1996），主任医师，段氏中医外科第七代传人，1962年协助余桂清等老专家成立了全国第一个中医肿瘤专科——广门安医院肿瘤科，长期从事纯中医防治恶性肿瘤临床工作，并做出了许多开拓性工作。

段凤舞为河南滑县人，出生于中医世家，其尊翁段馥亭先生乃京城外科三大名家之一，曾与施今墨先生等创办华北国医学院并任教，擅长疮疡和肿瘤外科，名扬中外。段凤舞13岁小学毕业后即跟随父亲学医，继承祖传医术，为段氏中医外科第七代传人。他勤奋好学，刻苦学习中医经典《卫生宝鉴》《外科正宗》《医学正传》《医宗金鉴》等。中华人民共和国成立后，为提高中医理论水平和拓宽专业知识，到北京市中医进修学校学习，并拜著名中医祁振华为师，这些为其一生用纯中医治癌，从事攻癌的医务事业奠定了良好的基础。1958年调入中国中医研究院外科研究所工作，1962年在他和余桂清等老专家的努力下，成立了广安门医院肿瘤专科，长期担任该科副主任，协助余桂清主任带领全科探索用中医药防治恶性肿瘤的科研工作。

段凤舞是一位求真务实的专家，他宅心仁厚，为中医药攻克癌症做出了卓越的贡献，是新中国成立以来中医肿瘤专科的奠基人，曾获五一劳动奖章及北京市劳动模范称号。其理论精湛、经验宏富，早年由其亲授高足赵建成教授搜集整理编成《段凤舞肿瘤积验方》一书，由安徽科学技术出版社出版，书中荟萃段凤舞长期临床实践摸索的经验方及其家传方，深受医林同道欢迎。

二、主要学术思想及成就

段凤舞留下的医案及临床经验有限，他认为，首先，肿瘤是一种局部病患影响全身的特殊疾病，肿瘤有其自身的规律和临床特点。他认为治疗肿瘤只要辨证准确，或攻或补，或攻补兼施，均宜集中力量，以求奏效。其次，他认为应该"病""证"并重，辨病与辨证相结合。虽病情有轻重、体质有强弱、气血有盛衰之别，大体讲肿瘤的生长、发生均为全身正气不足所致。再则，突出脾胃，重视整体。他在临床上十分重视患者整体情况。如早期病邪尚浅，正气未衰以攻为主；中期正气偏虚，病邪渐进，应攻补兼施；晚期气血衰败，病多累及他脏，气血衰败，当以扶正为主，延长生命。段凤舞善于内外合治。他积数十年之经验，对恶性肿瘤相关性疼痛，使用内外结合治法，临床止痛效果甚好，后来推广至外敷其他肿瘤转移部位，疗效亦佳。

对于原发性肝癌的诊治，段凤舞受古今医家的影响，通过实践逐步认识到肝癌多虚，他认为肝癌多是由于长期情志不疏，肝郁气滞，血行不畅，形成瘀血内停，瘀血阻滞气机，进一步加剧血瘀，瘀久则水湿内停，水瘀互结，阻塞脉络，而成痞块积聚。所以治病求本，需调气、化瘀、利水使瘀去，水湿利而气调积消。在清末名医张锡纯为治膈食而设的参赭培气汤的基础上，段凤舞加减改造成"参赭培气逐瘀汤"，方由生赭石、太子参、生山药、天冬、天花粉、桃仁、红花、鳖甲、赤芍、猪苓片、泽泻、生黄芪、枸杞子、焦山楂、焦六曲、龙葵、白英等组成，用来治疗原发性肝癌。方中生赭石生新凉血，镇逆降气，祛痰止呕，通便，引瘀下行；太子参、山药培中养胃，防用开破之药损伤肠胃；天冬、天花粉因用开破之药猛烈，恐伤胃液；桃仁、红花、鳖甲、赤芍活血化瘀，消肿止痛，兼以通络；泽泻、猪苓等利水化瘀血；生黄芪、枸杞子益气滋补肝肾；焦山楂、焦六曲健脾和胃；龙葵、白英清热解毒，凉血利尿。此方将消癥、扶正、解毒三法集于一方。根据临床辨证，只在各法用药的孰轻孰重上做文章，执简驭繁，疗效显著。

第二节　秦厚生

一、个人介绍

秦厚生（1921—1978），名秦淳，字厚生，江苏无锡人，主任医师，1940 年毕业于华北国医学院，得京城四大名医之汪逢春先生、孔伯华先生真传，在京开业行医，悬壶应诊于西鹤年堂药店，1954 年在北京市第二门诊部工作，1957 年调入北京中医医院，任肿瘤组组长。秦厚生一生满怀家国豪情，1940 年（19 岁）在华北国医学院毕业时，拒绝领取日本人签发的毕业证书，直至日本投降后的 1947 年，他才补领毕业证。

秦老在临床上推崇张锡纯、张山雷的经验，擅长内科杂症，尤以治疗中风病而闻名。秦厚生侄女黄禾回忆其治病趣闻，有几件事令她印象深刻。其一就是北京中医医院食堂的大师傅突发中风，生命垂危，找到秦老。秦老说："人家是中医内科的患者，我一个肿瘤科大夫，不好插手啊！"这时，孔伯华先生的四公子说："师哥，救人吧，快不行了！"秦老一听这话，起身就去了。到了内科病房，他仔细观察了患者，说了一句"有救"，便开了药方，让护士赶紧抓药煎药。药灌进去后，患者开始没完没了地腹泻，医护人员完全来不及清洗，整个病房臭气熏天。不过，患者拉完了，一下子也就清醒了。几天后，人们惊奇地发现，这位大师傅竟在厨房里跟其他师傅们比赛切土豆丝呢。

秦老晚年主要致力于肿瘤治疗的研究，是中医治疗肿瘤以毒攻毒、扶正祛邪理论的奠定人之一，此思路延续至今。他率先在临床应用雄黄、红娘子、斑蝥治疗肿瘤，并用中药蒸洗发汗排毒，取得了较好的疗效，获得了国内外同行的认可。

二、主要学术思想及成就

秦老撰有《滑膜肉瘤治验》等文章，被收录于《北京市老中医经验选编》。秦老在晚年主要从事恶性肿瘤的中药治疗，临床疗效显著，但留存的相关资料非常有限，后人通过北京中医医院病案室的一百余份病历手写稿进行其用药习惯总结，推断临证经验，现总结如下。

1. 顾护脾胃

（1）善用醒脾开胃化滞药　常用药有谷芽、麦芽、鸡内金、焦三仙、山楂炭、莱菔子、范志神曲等。一般多味药共入方中。

另外，因曲类药物具有振奋胃气、开胃进食、增强患者体质的作用，故秦厚生在方中亦常加用。

（2）善用养胃阴药　常用药有生地黄、知母、玉竹、沙参、麦冬、鲜金斛等。玉竹味甘性微寒，能滋阴润肺，养胃生津；沙参味甘淡性微寒，能清肺养阴，益胃生津；麦冬味甘性寒，能养阴生津；鲜金斛味甘淡微咸性寒，能养胃生津，滋阴除热。

（3）善用健脾利湿药　脾虚则湿盛，水湿蕴结日久则郁而化热，湿邪重浊黏腻，与热邪相兼为患则更易阻遏气机，从而加剧正气的损耗，促进癌毒的发展。秦厚生在临床上非常注重健脾利湿药的应用，多用大豆卷、猪牙皂、白扁豆衣、薏苡仁、土茯苓等。薏苡仁多为生熟并用，具有健脾利湿的作用；泽泻可利水渗湿。秦厚生多将健脾利湿药与养阴药同用，二者共奏利湿不伤阴、养阴不助湿之功效。

（4）善用理气药　恶性肿瘤多为湿、痰、瘀、毒互结，治疗时，应在扶正祛邪的理论指导下，清热解毒祛湿、活血化瘀共用方可奏效。"血为气之母，气为血之帅""治湿不理气，非其治也"，气机运行通畅，水湿毒聚有所出路，则湿痰瘀毒不易积聚。故秦厚生常用陈皮、橘皮、枳壳、木香、香附、厚朴等健脾理气药。

2. 滋补肝肾

秦厚生在注重调节中焦脾胃的同时，亦重视下焦肝肾的滋养和温补。常用当归、白芍、生熟地等滋肝养血，桑寄生、杜仲、续断、牛膝等温补肝肾。杜仲多与续断同炒，取其温补肝肾、强壮筋骨的作用；桑寄生苦燥，善祛风湿；续断通利血脉，在于筋节气血之间，二药合用，益肝肾，强筋骨，其效益彰。

3. 法宗温病，理于伤寒

温病学中邪气由表入里、自浅入深，易传变入里、邪毒内陷而发生变证、危证，这一特点与恶性肿瘤癌毒的发生发展及转归颇有相似之处。痰湿积聚，阻滞气机，血流不畅，血瘀形成，水湿、痰浊、瘀血停积日久，郁而化热，湿邪重浊黏腻，与热邪相兼为患则更易阻遏气机，从而加剧正气的损耗，促进癌毒的发展。湿热为患，当以祛湿为先，而祛湿的关键在于气机的通畅与否，通利三焦，使气机运行流畅、湿邪有所出路，则水湿不易积聚。秦老病案中多见清热、理气、化湿之法并用。为达到利湿而不伤阴、理气而不伤正的目的，秦老处方中多见质地轻清之品。常用药物有大豆卷、青蒿、荷叶、桔梗、郁金、金银花、连翘、荆芥等，取其轻清宣透、芳香化浊之意。亦多用白扁豆衣、娑罗子、薏苡仁、猪牙皂、丹参、草河车、地骨皮、车前子、土茯苓等清里热，化湿浊。

秦厚生先生对于恶性肿瘤的治疗表里结合，综合治疗，用药虽少，但紧抓恶性肿瘤湿热、痰瘀毒互结的病因病机，根据患者所处疾病阶段以及伴有症状进行治疗，取得了一定的疗效。处方中加大解毒抗癌药物使用的同时，也从先天之本脾胃、后天之本肝肾论治，健脾疏肝，理气化湿，滋养肝肾，清热排脓，活血化瘀。在调理脾胃时既重视益气健脾，又兼顾益胃养阴；且根据脾胃主运化的功能，融健脾消食、健脾理气、健脾利湿于一体，使脾胃的运化功能得以充分发挥，则人体四肢百骸能得到水谷精微的营养。中焦胃气充足，患者食欲增加，则患者自身体质自然得到提升，从而利于康复。

第三节 李 岩

一、个人介绍

李岩（1931—），主任医师、教授。1962年任职于北京中医医院，1974年调至北大肿瘤研究所，1984年任中日友好医院业务副院长。1999移居香港，现任香港医学科学院荣誉院长、香港特区肿瘤中心首席中医专家。历任中国抗癌协会肿瘤传统医学专业委员会副秘书长、国际癌症康复协会常务理事、中国台湾慈济医院中医客座教授等职务。在国内外发表论文80余篇，专业著作30余部。2009年全国科监委医疗卫生管理委员会授予首届百佳国医名师—仲景医圣奖。

李岩教授1931年生于辽宁省，1952年西医毕业后在普外科工作4年，对肿瘤手术有了初步认识；1962年北京中医学院毕业后被分配到中医肿瘤科；1974年被调至北大肿瘤研究所，十年中进行临床与实验研究，并承担多项科研课题；1984年被调至中日友好医院，除了业务副院长管理职务外，继续承担科委课题；1991年退休后在广州继续进行中西医结合对恶性肿瘤的研究。1999年移居香港并临床带教学生。2004年在香港建立香港岩龙中医药有限公司，与深圳进行肿瘤医疗、教学、药物、科研及管理的合作，探索中西医结合肿瘤防治研究新途径。2009年又在台湾慈济大学任职，并组建台湾花莲佛教慈济综合医院中西医结合肿瘤防治医疗团队。目前，在香港继续临床带教学生。

他从1952年开始接触肿瘤外科至今，从事肿瘤防治临床和研究工作数十年。其间不但总结了丰富的临床经验，还逐步形成了特色的抗癌思想，即"医、教、研、药、书"五位一体的中西医结合防治恶性肿瘤理念，并设立相应医疗、制药、研究、教学、出版的统一管理机构，探索中医学防治肿瘤的新途径，走出中西医结合肿瘤防治研究新道路。

二、主要学术思想及成就

1. 辨证与辨病相结合

李岩教授经辨证选用传统经方，经辨病选用经验方（个人及他人经验用方）。恶性肿瘤患者多病情笃重，症状较多，除肿瘤本身表现的症状外，尚有因手术、放疗、化疗的副作用引起的合并症状。如肺癌患者经放疗后常导致放射性肺炎，患者出现咳嗽、咳痰、口干、胸闷气短、发热、多汗、舌质红、苔黄、脉细数等症状。对这种放射线所造成的毒热内蕴、肺阴亏虚证，选用传统经方以清热养阴，宣肺止咳；针对肺癌，辨证选用具有抗肺癌、增强机体免疫力、增加放疗敏感性作用的中药以加强扶正抑癌之力。这样既达到抗癌的目的，又可消除放疗所产生的毒副作用。

2. 配方严谨

李岩教授用药如用兵，运筹以少以快之方而取胜。如放疗、化疗中患者出现气血亏虚，白细胞计数下降，其补气生血之方药很多，李岩教授常用下面三组中药组成基础方：黄芪30g，生薏苡仁30g，焦三仙30g；紫河车10g，鸡血藤30g，当归10g；枸杞子30g，女贞子30g，菟丝子10g。"中焦受气取汁，变化而赤，是谓血"，是以用生薏苡仁、焦三仙利湿健脾以生血，紫河车为血肉有情之品，补气养血益精；当归配伍黄芪为当归补血汤；枸杞子、女贞子、菟丝子均为补益肝肾之品。上述三组药物形式上既相对独立，具有自己的补益功能，同时又相互联系配伍成一个有机的整体，从根本上达到有效的补益气血、提高白细胞数量的目的，防止患者因白细胞数量过低而导致放疗、化疗中止。

3. 根据病情，加大用药剂量

临床上肿瘤患者一方面正气极虚，另一方面则邪气极盛，若用一般剂量则显药力不足。而大部分中药无毒副作用或毒副作用很小，可加大其用量，发挥自己的优势，配合西医学的放疗、化疗等，消除其毒副作用，提高机体免疫力，抑制肿瘤生长。如扶正药：黄芪 30～60g，黄精 30g，枸杞子 30g，菟丝子 30g；抗肺癌药：龙葵 30g，瓜蒌 30g，鱼腥草 30g；抗乳癌药：郁金 30g，蒲公英 30g，丹参 30g；抗淋巴瘤药：野菊花 30g，白英 30g，白花蛇舌草 30g，半枝莲 30g。

第四节　王　沛

一、个人介绍

王沛（1933—），主任医师、教授、博士生导师，首都国医名师，第四批全国老中医药专家学术经验继承工作指导老师，北京中医药大学东方医院中医肿瘤科学术带头人，享受国务院政府特殊津贴。历任中国中医药学会外科学会理事兼秘书长、外科学会主任委员，中华中医药学会理事等。

王沛于 1933 年出生于唐山市郊西越河庄，八岁始读于唐山沟东小学，毕业后考入唐山市重点中学——唐山一中。初中毕业后他面临两种选择，一是参加南下工作队，成为国家培养的政工干部；二是继续学习。由于当时家境并不宽裕，他选择考入唐山卫生学校，该学校为全供给制，可以减轻家庭经济上的负担。在唐山卫生学校学习期间，他成绩优秀，毕业后留校任教，教授西医解剖学及外科学。在唐山卫生学校任教两年半后，王老又面临两种选择，一是河北省来调令，要调他去河北省排球队任队员兼教练；而同时因新中国发展需要，国家决定扩招培养医学高级人才。经过权衡，王老决定在已从事的医学上继续提高自己。但他未上过高中，而当时距离高考也仅有4个月的时间，于是王老开始突击补习高中文化。当时有两所大学可以选择，一是山西医学院，学习西医；二是北京中医学院，学习中医。如果说王老当时就对中医有特别的认识和喜爱那是不真实的。但有一点对王老影响较大，他幼时经常胃疼，他大哥认识当时的唐山名中医岳美中先生，曾请岳先生到家里来给他看病，吃了几剂药很快就好了，以后再未发作过，这件事给幼时的王老留下了深刻的印象。另一方面，王老也向往到北京工作、学习。考试成绩还算不错，王老被顺利录取，1956年他来北京中医学院求学，从此与中医事业结下了不解之缘。

王老作为北京中医学院六年制中医专业第一届毕业生，他甚感光荣，也认识到责任重大，特别是跨越新旧社会，更起着承前启后的关键作用。中医事业必须培养高级中医人才。1962年卫生部选派2名毕业生作为国家首届中医名师徒弟，王老就是其中的一名，被指派为方鸣谦的徒弟，方鸣谦系明代医家周慎斋的学术传人。王老毕业后分配在东直门医院外科，从事外科临床和教学工作，在方鸣谦指导下，对传统外科理论和方法进行系统学习和研究，并用于临床和教学中。王老与老前辈朱仁康、顾伯华、施汉章等中医大师组织成立中医外科分会，王老当时担任秘书长，后升任主任委员。1983年以后，王老先后赴日本宫崎县、香港大学进行学术访问，促进了中医外科学术的交流发展。

1976年周恩来总理因癌症病逝，医学界掀起攻克癌症的热潮，东直门医院决定由王老负责组建队伍攻克癌症。王老于1977年成立东直门医院肿瘤科，1999年担任东方医院肿瘤科学术带头人，培养大批肿瘤领域人才。2007年北京市中医局成立薪火传承"3+3"王沛名医工作站，2011年经国家中医药管理局认定为全国名老中医药专家并成立"王沛传承工作室"。

1991年至今，王老专攻肿瘤。通过30年的潜心研究及临床摸索，在肿瘤治疗上颇具心得，并取得了可观的临床疗效。王老在国内第一次以中医外科为基础，创立了中医外治法为主，深化"消、托、补"的外科治疗大法于肿瘤治疗中，提倡"内外并治""攻补兼施""中西医结合"的肿瘤治疗理念，提出了肿瘤治疗坚持中西医结合、辨病与辨证结合、内治与外治结合的原则，重视局部治疗与全身治疗的结合，注重脏腑病机。在肿瘤用药上，王老擅用补药，擅用虫类药和小毒药，并善于情志调理，形成了一系列行之有效的理、法、方、药，处方精炼，配伍严谨，作用明确，疗效显著，使许多肿瘤患者长期带瘤生存。王老同时把现代微创技术赋予中医内涵。继承人胡凯文发展出"肿瘤绿色治疗"体系。现今年近90岁高龄的王老仍坚持在工作岗位，临证传承，继续为中医事业做贡献，可谓杏林春暖，百花绽放，为振兴中医事业发挥着余热。

二、主要学术思想及成就

1. 肿瘤治疗原则

（1）中西医结合治疗 对于恶性肿瘤的治疗，王老主张以综合治疗为主。即选择恰当的治疗方法，对肿瘤患者的预后或延长生存期，提高生存质量具有极其重要的意义。而这种恰当的方法，又必须根据患者的病种、个体差异以及不同的治疗方法所适应的范围进行综合判断，从而制定出最有效的方法。

从目前的临床资料看，有些肿瘤以局部侵犯为主，比如皮肤癌、鼻咽癌、宫颈癌、膀胱癌、食管癌等，这些肿瘤往往以局部侵犯为主，到晚期才发生远处转移，所以发现这些肿瘤时往往更重视以局部治疗为主，或手术，或放疗。而有些肿瘤一发生就以全身播散为主，如恶性淋巴瘤、小细胞肺癌、多发性骨髓瘤、绒癌等，这些肿瘤一发现就以全身治疗为主，多进行全身化疗。所以，对肿瘤患者首先要确定肿瘤是一个局部为主的病变，还是全身播散为主的病变。对局部为主的病变，原则上选择局部治疗为主的手段，如手术、放疗、局部微创治疗等。对已有全身播散的肿瘤，则以全身治疗为主，如化疗、靶向治疗、内分泌治疗。而中医药治疗、免疫治疗无论哪一种都可以应用。临床大部分肿瘤，是介于两者之间的，这就需要各种手段的配合。

很多人认为中医治疗肿瘤处于辅助地位，但王老不这么认为，他认为绝大多数情况下，中医就是在治疗肿瘤，它体现在生活质量上、生存期上，有时也体现在缩瘤上。王老开始中医治疗肿瘤的研究后，治好的首例就是一位胰腺癌患者，当时多家医院要求其手术治疗，但患者拒绝手术，后经王老治疗，服药一年后肿瘤消失，又服药一年巩固，现已年过八旬仍健在。所以中医中药的作用不可小觑。

（2）辨病与辨证相结合　癌症发病是复杂的动态变化过程，临床用药应从繁杂的变化中抓住主要特征，寻找用药和组方规律，才能取得良好的临床效果。首先紧扣主体特征，确定治疗用药。王老认为肿瘤作为一大类疾病的总称，临床中往往体现出共同的基本病机特点，即正气不足。而相同部位和性质的肿瘤临床中亦能发现其共同的中心症候群和总的病机特点，如肺癌患者往往以咳嗽、胸痛、咯血、发热、消瘦为中心证候特点，而以气阴两虚为基本病机特点，所以临床辨治中应首先分析、掌握相同肿瘤性疾病的共同特点，了解其共性特征，总结其治疗规律和用药特色。其次辨析动态特征，随证灵活加减。王老认为不同个体、不同病期、不同生物学特性的肿瘤，临床表现、病机和用药亦有所差异，因此，在充分分析共性的基础上，掌握个性特征，全面辨析动态特征，随证灵活加减对于肿瘤临床治疗至关重要，只有这样才能达到最佳的治疗效果。如肺癌患者，在明确病机主体特征的前提下，根据患者病情变化合理选择用药，如兼痰凝湿阻者，可加贝母、半夏、僵蚕、夏枯草等；热毒蕴肺者，除用鱼腥草、白花蛇舌草外，还可加重楼、龙葵、山豆根等；饮停胸中者，加葶苈子、泽泻、猪苓、茯苓等。

最重要的辨证论治是中医学的精髓，由于癌症的发病特点，决定了发病过程中证候变化的多样性和病机变化的复杂性，临床中更应该掌握好辨证，才能及时、准确把握疾病发展的动态。同时，肿瘤作为一类特殊的疾病，由于部位不同，肿瘤生物学特性各异，又有其各自的发展规律和特点。因此，王老认为临床中将辨病与辨证相结合，针对性地使用中药，可收到事半功倍的效果，如肺癌早期由于邪毒未深，正气未伤，治疗以祛邪为主，佐以扶正，配合手术、放疗、化疗；中晚期肺癌多由于久病正气过伤，或术后体液丢失过多，或放、化疗不良反应过重，或因有转移引起胸、腹水或其他并发症，致机体进一步消耗。因中晚期肺癌虚损情况突出，以正虚、阴伤为主，治宜扶正为主，采用益气养阴、解毒散结、清化痰热等方法。

临床上王老在强调辨证的同时重视脉诊，他继承了方鸣谦老对脉相的五种分析：①数脉不鼓指，虚寒相搏；②数大而虚，精血销铄；③细疾而数，阴躁似阳；④沉弦细数，虚劳将死；⑤假热之病，误服寒凉药，顿见数象。

对于不同的癌症，多用以下几法：

1）养阴解毒、祛痰化瘀法治肺癌：王老认为，"凡人身上中下有块者多是痰""怪病多痰"，肺癌的发生发展与痰凝密切相关。痰不仅是脏腑功能失调的一个重要病理产物，而且又是一个致病因素，能引发其他的病理改变。宿痰凝聚，阻碍气机，脏腑气血的运行受阻而致气滞血瘀，日久则可积聚成肿块。肺癌患者多气阴不足，治疗上宜扶正益气，养阴健脾，其中以养阴为重，同时重视健脾，祛邪或化痰散结，或清热解毒，或活血通络，以使气道、肺络通畅，法以益气养阴、健脾益肾为主，辅以清热化痰，化瘀解毒，软坚散结。他认为肺癌是一个因虚致积、因积愈虚的过程，治疗当以扶正为主。王老根据肺脏的特点及"养正则积自除"的观点，治疗肺癌时以益气养阴为主要法则。王老方中沙参、麦冬、五味子、生芪、生半夏、生甘草为常用益气养阴药物，用茯苓、薏苡仁、白术以培土生金，用生首乌、补骨脂、女贞子以达金水相生。

2）养阴疏肝、健脾解毒法治肝癌：王老认为肝癌属本虚标实之症，本虚主要为脾气不足，肝阴亏损；标实即指邪毒内蕴，气血瘀滞，痰湿蕴结。本病发病之初多为肝郁脾虚，气滞血瘀，肝之阴阳失去平衡；然中医认为肝乃体阴而用阳，而阳常有余阴常不足，故日久则气郁化火，湿热内生，瘀毒互结，肝阴亏损，晚期由于邪毒耗气伤阴，正气大损，致肝肾阴虚，气虚不摄，血动窍闭。王老认为气滞、毒聚、阴虚是肝癌的基本病变，而木旺必克脾土，故肝脾同病为其主要病机，气滞瘀毒互结，耗损肝阴，脾气亏虚，正虚邪实互为因果，恶性循环，贯穿肝癌全过程。

3）温阳解毒、理气化痰法治乳腺癌：王老认为，乳腺癌的发生与脾胃、肝肾、冲任等脏腑经络失调密切相关。肝为刚脏，主疏泄，调畅气机，协调女子月经及乳腺功能；肾为先天之本，藏真阴真阳，通冲任二脉，调理胞宫及乳腺的发育及功能；脾为后天之本，主运化水谷，促进运化吸收，疏布气血津液，营养全身。由于手术创伤影响，导致整体气血受损，虚性证候如阳虚及气虚增多。由手术可去除气滞、痰湿、血瘀等局部病理产物，标实去而本虚尚未纠正，正气不足，外邪仍可再次入侵。中医治疗应以温阳、益气扶正为主，以此预防乳腺癌术后复发、转移。

（3）内治与外治相结合 由于肿瘤的复杂性和特殊性，在临床诊疗中，王老强调多种方法结合的优势，特别是内治与外治相结合，外治法包括中药外敷、中药离子导入、中药熏洗、肛门滴药等。王老认为外治法在临床应用中有其独到之处，可以补充内治的不足。正如徐灵胎所言："疾病由外以入内，其流行于经络脏腑者，必服药乃能驱之，若其病既有定所，在皮肤筋骨之间，可按而得者，用膏贴之，闭塞其气，使药性从毛孔而入腠理，通经贯络，或提而出之，或攻而散之，较之服药尤有力。"

中药外治，局部吸收是难点。一方面要选择神阙、涌泉等中药易于渗透的部位，另一方面用药要选择辛温药、芳香药做载体，易于药物吸收。比如目前肿瘤科临床常用的镇痛膏、止痛粉，王老选择了附子、细辛、川椒、丁香、红花、蜂房、蟾皮等打细粉，酒、芥末油调敷，临床上有不错的疗效，可使局部血管扩张，血液循环加速，起到活血化瘀、清热拔毒、消肿止痛、止血生肌、消炎排脓、改善周围组织营养的作用，还可使药物透过皮毛腠理由表入里，通过经络的贯通运行而联络脏腑、沟通表里，发挥较强的药效作用。正如《理瀹骈文》所言："切于皮肤，彻于肉里，摄入吸气，融入渗液。"在肛门给药方面，在灌肠和栓剂塞肛的基础上进一步发展为肛门滴药。临床上中、晚期肿瘤患者，尤其是消化系统肿瘤或妇科卵巢癌等，伴有消化道症状比较明显甚至肠梗阻者，口服中药有一定困难，这部分患者适于肛门滴药。且现代研究证实，直肠黏膜有很好的吸收作用。此法较之灌胃更有利于药物的全面吸收，同时又避免了口服中药对胃的刺激及胃酸对药物的破坏。

王老强调临床上治疗肿瘤要广开思路，墨守成规肯定是不行的，要在中医理论的指导下有所突破，才能有战胜肿瘤的希望。

2. 提出固摄法治疗肿瘤

王老认为肿瘤的病机是在内虚的基础上，多种致病因素相互作用，导致机体的阴阳失调，脏腑经络气血功能紊乱，引起病理产物聚结而发生质的改变。特别强调肿瘤病机转化的关键在于癌毒内生，正气耗散。

王老认为癌毒既不同于一般的六淫邪气，亦不同于一般的内生五邪及气滞、血瘀、痰凝诸邪，而是由于各种致病因素长期刺激，综合作用而产生的一类特殊毒邪。他提出癌毒特性中最主要的两个方面是耗散正气和扩散趋势，在不同肿瘤及肿瘤的不同阶段中有不同程度的体现。换言之，肿瘤病机的本质性特征，一是肿瘤患者自始至终表现正气耗散、正气失于固摄的过程，二是癌毒本身具有易于扩散转移的特性。从生理角度看，正气与癌毒之间的关系表现为，正气具有抗癌、固摄的双重作用，即正气具有抗邪的本能，癌毒一旦产生，正气即做出反应，发挥其抗癌能力；正气还具有固摄癌毒、抑制癌毒扩散的作用，这一作用贯穿疾病全过程，只有在癌毒的扩散能力超过了正气的固摄能力的情况下，才会发生癌毒扩散、肿瘤转移。从病理角度看，正虚与癌毒又相互联系，相互影响；正虚是导致癌毒产生的病理基础，正如《医学汇编》所言的"正气虚则为岩"，同时正气失于固摄，又使癌毒更易于扩散，形成转移；癌毒耗散正气，又可加重正虚。双方力量对比处于动态变化中，双方力量的对比也决定着疾病的稳定与进展及进展的速度。

王老由此提出固摄法治疗肿瘤，固摄的目的有两方面，一方面是固摄正气，防止正气的耗散，纠正正虚失固的状态；另一方面是固摄癌毒，减少其扩散转移。在固摄法对正气及癌毒的双重作用下，正气的耗散趋势得到抑制，正气水平得以提升，抗癌、固摄癌毒的能力增强，癌毒的扩散转移趋势同时受到抑制，此即固摄法的立意所在。能起固摄作用的药物很多，其中以益气药和酸涩药为主，例如人参、党参、白术、补骨脂、山萸肉、五味子等。

中医素有给"邪"以出路的指导思想，所以古人没有固摄法的观念。但由于癌毒的特殊性，故王老提出固摄法的理念，他认为这与"闭门留寇"不属于同一性质的问题。固摄正气、固摄癌毒并不等于堵其出路，相反是规范其出路，防其扩散。从肿瘤临床治疗原则考虑，扶正、固摄、解毒三法，都应在肿瘤治疗中融会应用，只不过是根据病情偏重某一方面而已。

3. 注重调节情志

目前把肿瘤定义为环境性疾病,比如空气、水、食品的污染,个人的不良饮食习惯、嗜好等,均影响肿瘤的发生。但是相同的外环境,有些人患肿瘤,更多的人不患肿瘤,这只能由人体的内环境不同来解释,包括人体的一些遗传因素,如某些基因缺失、修复酶的异常等,而人的精神活动即情志因素也是内环境的一部分。现代研究也证实,神经系统特别是中枢神经系统,与内分泌、免疫系统之间存在双向调节,负面的精神状态可以使人的内分泌紊乱,免疫功能下降,免疫监控缺失,从而使肿瘤易于发生。从临床观察来看,肿瘤患者中性格内向、内心世界丰富、敏感,心高气傲者较多,可以说这些人受情绪影响的因素更大。所以王老认为情志太过或不及均可引起体内气血运行失常及脏腑功能失调,为引发肿瘤奠定了内在的基础。且情志不但与肿瘤发生有关,而且与发展、预后关系密切。正如《外科正宗》言:"忧郁伤肝,思虑伤脾,积想在心,所愿不得志者,致经络痞涩,聚结成核。"

肿瘤患者中绝大多数人处于焦虑、抑郁状态,有轻有重,或有时轻有时重。这些情绪问题会使疼痛、消化功能紊乱等症状加重,严重影响患者的治疗效果、生活质量和生存期,家属的情绪也受到影响。王老在给患者治疗时,比较注重"话疗",医生的开导往往比其他人的话要管用很多。王老总是力争做到,即使患者忧心忡忡、带着痛苦面容而来,也要让他们带着笑容走出诊室。

从预防肿瘤的角度,王老倡导人的情绪一定要及时梳理,可采用运动、晒太阳、聊天等方式,必要时服用中药、西药都可以缓解情绪压力。尤其中医药对调理人的脏腑功能、缓解紧张情绪、解郁安神、除烦等有较好的作用。

4．用药原则

（1）喜用生药　南宋以前，医家治病多用生药，也就是药物多不经炮制而用。例如张仲景《伤寒论》中，用半夏只注明要多"洗"几遍，或与生姜同用。炮制的目的主要有两点，一方面是"减其毒"，另一方面是"纠其偏"，但王老恰恰是利用生药力雄、生性多散的特点，这符合治肿瘤的用药原则。生半夏、生首乌、生黄芪、生杜仲、生薏苡仁等，都是王老经常应用之品。当然有些药生用，如果量大会有一定毒性，临证时要注意。

例如，炙黄芪功专益气补中，生黄芪更偏于益气解毒，既可用于攻伐癌毒，又可用于提升正气，王老治肿瘤中生黄芪常用量为 15～30g，益气养血升白细胞可用到 60g。现代研究证实黄芪含香豆素、黄酮类化合物等，有增加机体免疫功能、保肝、抗衰老、利尿、降压等功能。何首乌为治难愈疮疡要药，能养血解毒，消痈肿。因何首乌入血分，解血分之毒，对淋巴瘤、骨髓瘤、血液病、化疗中的患者，王老每必用之。生首乌有小毒，不宜量大，王老常用剂量为 15g。首乌生用偏重于解毒消痈，又可润燥滑肠，现代实验研究其含有蒽醌类化合物，有明显抗肿瘤作用。而制首乌偏于补肝肾，补精血，解毒之功大减。

（2）巧用毒药　《素问·五常政大论》曰："大毒治病，十去其六，常毒治病，十去其七，小毒治病，十去其八，无毒治病，十去其九。"王老临床善用有毒药物，认为攻有毒则不中毒。临床常用有毒药物有附子、乌头、半夏、南星、芫花、甘遂等。其中生半夏是王老很喜欢用的药，肿瘤患者尤其是带瘤状态的，王老基本是每例必用，一般都在 15g 以上。半夏生用较之炮制后使用，消痰散结能力更强，以生半夏之小毒攻击癌毒，打击邪气，限制肿瘤进展，疗效显著，且在临床上尚未有过中毒病例。

对于有毒药物的应用，王老个人认为应该持谨慎态度，肿瘤患者用药时间较长，尤其要小心累积中毒。一方面主张"中病即止""衰其大半而止"，不可久用，另一方面注意剂量、配伍及用法。总之，有毒药物一定要在有把握的情况下使用，不可盲目效仿，要从小剂量开始，缓慢加量。

（3）善用虫药　王老善用虫类药，一则通络，二则力雄。中医有久病入络之说，但王老认为恶性肿瘤应属癌毒直损脉络，恶性肿瘤因其邪毒亢盛，在其初起之时即可以造成络脉损伤，随着肿瘤的增大，邪毒势涨，络脉破损，不能约束络内之癌毒，导致毒邪向周围组织扩散，侵犯周围络脉，其危害显而易见。治疗上应使用效猛力强之中药，而虫类药正能胜此重任。顽痹久羁，深入筋骨，非草木之品所能直达，而虫蚁之品不仅能化痰通络，更有深入经髓骨络剔邪活血化瘀之功，可启气行血，除深伏之邪。正如吴鞠通所言："以食血之虫，飞者走络中气分，走者走络中血分，可谓无微不入，无坚不破。"

王老在治疗肿瘤时使用虫类药，通络行脉，软坚散结，如僵蚕为他最喜欢的虫类药之一。僵蚕为"天虫"，善走人体上部，用于治疗头颈部肿瘤，如脑瘤、鼻咽癌、甲状腺癌等，与玄参配伍，又有很好的解毒作用。壁虎也为王老常用虫类药之一，他认为壁虎即善理气行血，气血兼顾，常用于治疗肺癌、肝癌、食管癌等。另外白花蛇、土鳖虫、鳖甲、蜈蚣等也为常用的虫类药。但王老特别提出肿瘤晚期患者体质较弱，用之宜更加谨慎，要减少药物用量，并需与扶正滋阴养血中药配伍应用。

在此应指出的是，使用虫类药治疗肿瘤时，仍然要遵循中医学的基本原则，首先应辨证论治，才能选药精当，并注意配伍、剂量、疗程。另外因虫类药含有较多的动物异体蛋白，警惕少数患者服用后会出现过敏现象。

（4）偏用温药 王老早年即从事中医外科的临床工作，所以在肿瘤治疗过程中，用药很受外科用药习惯的影响。中医外科局部辨证是分阴阳，外科阴证，以温通之法治之当是正理，但外科阳实之证，治之并非用一派寒凉，一方面恐苦寒伤脾胃后天之本，另一方面恐寒凝，不利于气血的疏通。但就体表肿瘤来看，初起一般皮色如常，无焮红、肿痛，生长缓慢，不长到一定程度不易溃、溃后则很难愈合，类似于"阴疽""石疽""痰核"等局部表现，故属中医阴证，属气血不足之虚证。且从整体看，肿瘤属慢性消耗性疾病，起病即虚，久病则愈虚，故温补当为治疗大法之一。

王老临床常用的温补药有黄芪、何首乌、补骨脂、女贞子、人参等，功可补虚扶正。同时王老也善用附子、干姜、桂枝、肉桂等温经散寒，以及川芎、当归、猫爪草等温通气血。

另外，王老每方均用补脾药。中医称脾为"后天之本"，补脾意在增强细胞免疫功能；每方还均用补肾药，及"补先天之本"，意在增强体液免疫功能。免疫功能增强了，必然能抑制肿瘤的生长和转移。而补先、后天之"本"，也符合肿瘤发病在于"本虚"之义。对于肿瘤患者用药应避免苦寒药的大量使用，患者本质为虚，若过用苦寒药则伐伤脾胃。

5．著书立说，誉满杏林

王老热爱中医教育事业，倾心执教50年，为培养中医人才辛勤耕耘，毕业后曾担任北京中医药大学附属临床医学院外科教研室主任等职。王老主张培养高级中医人才最好从小开始，打好中医文化的基础，形成不同层次的培养阶梯，名师带高徒，在中医环境中涌现出拔萃人才。同时王老还提出要尽早跟师学习。王老作为新中国第一届中医学院学生，从入学第三年起就开始跟老师临床学习，毕业后就跟随恩师方鸣谦大师临证，工作在诊疗和教学的第一线。一方面学习老师高尚的情操和一切为患者着想的好传统、好作风，另一方面学习老师的临证思路，学到了好的医术，在工作中深受人民的尊重和爱戴。

王老鼓励学中医的人要多往基层走，向民间学习，在大自然中领悟。王老常举一个例子，《中医外科学》总论中讲到，早在唐代孙思邈的《千金要方》中就记载了用葱管导尿治疗尿潴留，比 1860 年法国发明橡皮管导尿早 1200 多年。王老上课虽然给同学们这么讲，但心中难免打鼓，什么样的葱可以导尿呢？直到 1976 年王老去西藏的阿里地区支边，才明白葱管确实能导尿。因为阿里地区属高原寒冷地带，高山缺氧，那里生长的野葱，葱白加葱叶不过 20cm 长，葱叶 10～15cm，粗细不超过 0.5cm，柔韧挺拔，如用此葱管进行导尿绝对可行。从此再讲此内容时就理直气壮，学生也打消了疑问。中医根植于民间，不同的地域、不同的人群，要有不同的用药特点，也有不同的用药反应，这就是中医的“天人相应”学说。王老毕业后报名参加过西藏阿里医疗队、甘孜抗震医疗队、唐山抗震医疗队、黑龙江漠河农场医疗队、内蒙古满洲里支边讲学医疗队、河南永兴医疗队等，因为他认为作为一名医生要有社会责任感，时刻想着为社会服务。

王老还热心支持社会办学，亲自编著教材，编写考试题库，参与民办中医教育，为中医培养数以千计人才。他编著有《中医外科学》《今日中医外科》《外科大成》《中医外科治疗大成》《中医外科手册》《中医肿瘤手册》《疔、疗》《颈淋巴结核》等多部专业书籍，并发表文章数十篇，其科研成果曾获北京市科技进步一等奖、中国中医科学院科研二等奖。王沛重视中医高级人才的培养，作为硕士、博士研究生导师和学术经验传承工作指导老师，先后培养硕士生、博士生、学术经验继承人数十名，多数已成为业务骨干、研究者和领导者，共同为人类的医疗健康事业添砖加瓦。

2007年10月，北京市中医管理局在东方医院成立"王沛名医传承工作站"，以总结、发扬名医王沛的学术思想为主要任务。工作站自成立以来，先后梳理了名医薛立斋、方伯屏、方鸣谦及王沛教授之间的学术传承谱系。并且在王老指导下，工作站正在进行中医古籍《疡医大全》70余万字的重校、编按工作，以供现代中医外科、肿瘤治疗借鉴参考。另外，工作站深入挖掘王老的学术思想及特色，确立其内外治相结合的肿瘤治疗学术地位。工作站主要成员胡凯文、曹阳、何秀兰、左明焕等学术继承人均是王沛名医亲自培养多年，在肺癌、乳腺癌、肝癌、肠癌等方面，继承王老经验并有所发展的具有高级职称的临床医师。他们已经继承并发扬了王老大量的有效医案、学术观点和学习笔记，发表学术论文多篇，获得重大课题多项。在全站工作人员的共同努力下，中国肿瘤绿色治疗新技术论坛暨全国中西医结合治疗肿瘤新技术培训班已多次召开，而且传承刊物《王沛肿瘤治验》一书也已于2012年3月出版发行。

6. 建设中医，弘扬国粹

1983年以后，王老先后赴日本宫崎县、香港大学进行学术访问，促进了中医外科学术的交流发展。1984年底，在全国中医药学术代表大会上，王老与朱仁康、顾伯华、施汉章等中医前辈组织成立了中医外科分会，建设了包括肿瘤科在内的 10 个专业委员会，王老担任第一届外科分会秘书长，后选任主任委员，成为全国中医外科学术发展的带头人。

王老领导中医外科学会期间，在全国大力推广中医外科，主持制定中医外科发展规划，使外科技术应用在 20 世纪 80 年代中期取得迅速发展，对中医外科学术水平的提高大有裨益，团结了外科工作者，增加了外科学界各专家之间的交流，对外科领域的学术发展尽了自己的努力，促进了外科学术水平的提高，广交了外科学界的有识之士，很多成了知心好友。他主持各种会议，起草大量文件，做过几十场专题报告，这些工作都极大推动了专业发展、队伍建设和临床水平的提高，为我国外科事业做出了重要贡献。

第五节　朴炳奎

一、个人介绍

朴炳奎（1937—），中共党员，大学本科学历，全国名中医，中国中医科学院首席研究员，主任医师、博士生导师。1959 年毕业于大连医学院临床医学专业，现任全国中医肿瘤医疗中心主任、世界中医药学会联合会肿瘤专业委员会会长，第五、六批全国老中医药专家学术经验继承工作指导老师，第一批全国中医药传承博士后合作导师，享受国务院政府特殊津贴专家。2013 年被北京市卫生局、中医管理局授予"首都国医名师"荣誉称号。

朴炳奎 1937 年 2 月 14 日出生于吉林省梅河口山城镇永胜

村，1954年9月至1959年7月，在大连医学院临床医学系就读，毕业后被分配到中国中医研究院（现更名为"中国中医科学院"）工作。参加工作后，积极响应党中央的号召，遵照毛主席的"中国医药学是一个伟大的宝库"及"要走中西医结合道路"等指示，1959年10月至1962年2月，参加卫生部第三届西医离职学习中医班，脱产学习两年中医。从1962年2月开始，在中国中医研究院西苑医院任住院医师，主要从事针灸治疗脑及神经系统疾病的工作。1963年2月中国中医研究院大调整，成立了广安门医院，被调入该院针灸所第二研究室主要从事胃肠道疾病的研究。1963年3～9月，在北京铁路医院内科进修半年。1971年，广安门医院建立内科病区，其又被调入内科参加筹建内科病区，主要从事治疗糖尿病为主的内科工作。

1975年初，广安门医院决定扩大肿瘤科建设，朴炳奎主动向领导提出调到肿瘤科工作。到肿瘤科后不久，到中国医学科学院肿瘤医院内科进修1年（1977年2月～1978年2月）；此后又公派留学去日本进修2年（1979年4月～1981年4月），主要在日本东京国立癌症中心学习肺癌的诊断和相关临床知识，包括支气管镜及造影技术等。1984年5月，担任广安门医院肿瘤科主任；1986年1月～1997年11月，任广安门医院业务副院长，同时兼任肿瘤科主任。并先后兼任中国中西医结合学会肿瘤专业委员会主任委员、中国抗癌协会肿瘤传统医学专业委员会主任委员等职。先后培养硕、博士15名，博士后12名，高级西学中人才2名，学术经验继承人2名。其学生大多已成为国内中医肿瘤专业的业务骨干和学科带头人，其中1名入选"万人计划"，2名成为"首都中青年名中医"，3名成为"全国优秀中医临床人才"。2012年建立"朴炳奎学术经验传承博士后工作室",2014 年国家中医药管理局批准建设"朴炳奎名老中医药专家传承工作室"。在学科建设的不同阶段,充分发挥了传、扶、帮、带的作用;先后涌现出科技部重点领域创新团队1 个,学科带头人 2 名,国家级重点专科带头人 2 名,后备学术带头人 4 名,学术骨干 20 余名。

二、主要学术思想及成就

朴炳奎主任传承和发扬余桂清教授扶正培本思想,着重强调"扶正培本"在防治恶性肿瘤中的主导地位,他认为扶正培本的核心内容是"和其不和",集中体现于中医"和合"思想,符合中华民族传统文化的特征。具体体现在以下几个方面:

(1)肿瘤中医病机根本是"脏腑失和",治疗目的"求和",即达到"阴阳平和"或"人瘤共存"的目的。

(2)治疗手段"和而不同",具体而言,未病先防,扶正养生;将病早治,扶正防转;既病防变,扶正减毒;病后调摄,扶正防复。

(3)组方法度"以和为贵",如,重后天,和调脾胃;护正气,和法缓治;制小方,和缓为宜。

1995 年,朴炳奎主任参与制定了《原发性支气管肺癌中西医结合诊治方案》,此方案作为中国中西医结合学会的首个肺癌行业标准应用于临床多年,并以此为蓝本,先后制定形成了《WHO 西太区原发性支气管肺癌中医肿瘤循证医学临床指南》《肺癌中医临床路径》(国家中医药管理局医政司颁布)、《肺癌中医临床诊疗方案》(国家中医药管理局医政司颁布)、《北京市中医诊疗规范(肿瘤部分)》等多项国际、国家及行业标准。

朴炳奎主任先后自主研制治疗肺癌的国家Ⅲ类新药"益

肺清化膏""益肺清化颗粒"及院内制剂"肺瘤平膏"等系列制剂，疗效确切，取得了良好的社会效益与经济效益。1985～1995年，主持国家"七五""八五"重点科技攻关计划项目，通过大量的临床研究证实益气养阴、清热解毒之剂（肺瘤平系列）具有抗肿瘤、抗转移作用；该成果分获1990年度中国中医研究院科技成果二等奖、1996年度国家中医药管理局科技进步三等奖。2000年承担首都医学发展科研基金，中国中医研究院创新工程项目，研究显示益肺清化膏有一定预防肺癌术后复发与转移的趋势。2001年承担国家"十五"重点科技攻关计划项目，结果表明单纯中药（益肺清化颗粒）可以明显改善非小细胞肺癌患者的生存质量，配合西医放、化疗可以明显提高患者的中位生存期，显示出中医药在肿瘤综合治疗中具有明显的优势。

临床诊疗中，朴炳奎主任不仅重视中医的四诊八纲，而且对来诊患者的化验单、影像学的片子及报告都逐一仔细查阅。特别是一些现代检测手段可以视为中医"四诊"的延伸，例如胃镜、支气管镜可视为"望"诊的延伸，听诊器可以视为"闻"诊的有效延伸。朴炳奎主任认为脉象能反映出"正气虚实"的某一面，或其他一些征象，但是不能十分客观地反映肿瘤瘤体的变化情况。因此患者一定要定期复查，最好是在原来治疗过的医院或医生那里复查，千万不要迷信所谓的特异功能。另外，叮嘱患者不要"忘记了其他治疗"或"拒绝接受其他治疗"。相当一部分的中医治疗是与手术、放疗、化疗相结合的辅助性治疗，但由于患者的过分信任，或者大夫过分自信，认为简单的中医治疗包治一切，有可能失去合理的最佳治疗的机会。在此，肿瘤的中西结合综合治疗是十分重要的。

在临床实践的同时，朴炳奎主任以探索中医药治疗肿瘤的作用机理为目的，进行了大量的基础理论实验探索。他提出"扶正与清热解毒抑制肿瘤增生，扶正与活血化瘀抑制肿瘤转移"的思路，并通过实验研究证实在扶正解毒的基础上配合应用活血化瘀药物，可以克服单用后者可能促进肿瘤转移的弊端，为合理应用活血化瘀药物防治恶性肿瘤提供了依据。2000～2003年，主持了国家自然科学基金项目"活血中药单体对血小板膜表面标志及肿瘤转移的影响研究"，为今后广泛应用活血化瘀药物防治恶性肿瘤提供了依据。2004年主持国家自然科学基金课题，开展扶正培本中药复方调节肺癌树突状细胞功能分子机制研究，结果表明中药复方肺瘤平膏可促进树突状细胞抗原递呈功能，显示出良好的抗转移作用，表明以扶正为主、结合辨证论治是提高肺癌临床疗效的关键，调控肿瘤免疫是其主要作用靶点。该成果荣获中国中医科学院科技技术二等奖、中国抗癌协会科学技术三等奖。

朴炳奎主任精通中、韩、日语，并掌握一些英语，继承余桂清、段凤舞等名老中医的宝贵经验和学术成果，将中医学与西医学、韩医学、日本东方医学融会贯通，博采众长，主张"中医与西医相结合、辨病与辨证相结合、整体与局部相结合、扶正与祛邪相结合"的肿瘤综合治疗模式，并强调"扶正培本"在防治恶性肿瘤中的主导地位。不管是在日本留学期间，还是在韩国、东南亚、欧美访学期间，都时时不忘向同行们传播中医治疗肿瘤的理念。他还积极开展中医肿瘤的国际交流与合作，先后多次受邀参加日本内科学会议、日本气管食管科学会议、日本东洋医学大会、国际东方医学学术大会及韩医肿瘤大会等国际会议。经积极筹备，2006年10月，世界中医药学会联合会肿瘤专业委员会在沈阳宣告成立，朴炳奎主任当选为会长。该委员会的成立为世界各地从事中医、中西医结合肿瘤事业的专业人士提供了一个学术交流、技术协作的平台，为传播中医、推进中医肿瘤事业的国际化做出了积极贡献。

第六节　孙桂芝

一、个人介绍

孙桂芝（1937—），女，首都国医名师，中国中医科学院名誉首席研究员，二级主任医师，教授，博士、博士后导师，第二批博士后全国老中医药专家学术经验传承指导老师，第四、五批全国老中医药专家学术经验继承工作指导老师。

孙桂芝教授1937年12月出生在山东省博山市（现淄博市博山区），高中时父亲不幸去世，失去了生活来源。大学期间，她利用假期勤工俭学挣取学费，生活的磨难造就了她坚韧不拔、勇往向前、努力攀登高峰的性格。1964年她以优异的成绩于山东医学院毕业。大学毕业后分配到青岛医学院从事生理病理教学，并担任过法医。1971年孙桂芝教授调入中国中医科学院广安门医院内科，得到沈仲圭老师的指导，1972年因工作需要调入肿瘤科工作，1972年3月至1973年2月派到中国医学科学院肿瘤医院内科进修，师从肿瘤内科孙燕教授。她发现，肿瘤化疗的副作用非常大，如何防治其副作用成为治疗成败的关键。能否利用中医药防治肿瘤化疗的副作用？她带着这样的问题结束了进修学习，又参加了"第二届全国西医离职学习中医班"学习，以求系统学习和掌握中医的理论，寻求肿瘤治疗中的突破。结业后在与余桂清主任医师等主任共同工作中发现化疗伍用中药，治则不同其疗效有差异，于是，就萌发了实验筛选有效方药的想法。1975年初在姜廷良教授指导下，与林邦全一起，对临床常用的心脾方、脾胃方、脾肾方、肝胃方开展了实验研究，反复的实验研究发现健脾益肾法的疗效优于其他治则、方药，遂与余桂清主任共同拟定了脾肾方（即健脾益肾冲剂），率先创建了健脾益肾、扶正培本法配合化疗治疗肿瘤的研究大法，此后便开展了扶正培本治则与系列方药的深入研究。

二、主要学术思想及成就

根据肿瘤的形成病因病机，孙桂芝教授对健脾补肾法、软坚散结法、益气活血法、清热解毒法进行了深入研究，其提出的扶正培本法治疗包括胃癌在内的消化道肿瘤是广安门医院有特色的项目。自20世纪70年代至今，以扶正培本理论指导临床实践，针对中晚期胃癌术后化疗副作用与复发转移、晚期带瘤生存等不同阶段临床特点和治疗环节，在扶正培本治则指导下创立了系列治法和方药——健脾益肾法（健脾益肾冲剂）、健脾益肾清热解毒法（扶正防癌口服液）和益气健脾滋补肝肾活血解毒法（养胃抗瘤冲剂），对胃癌治疗的三个主要靶向——对化疗减毒增效、术后抗复发转移、晚期病人的长期带瘤生存期与提高生存质量的作用进行了大宗病例临床观察。在使用活血药又不造成肿瘤转移的新途径上，即活血药与益气药同时使用，发现不仅能抑制肿瘤的生长，而且具有抗转移防复发的作用。上述多项研究均在大量临床研究基础上，应用分子生物学、免疫学等研究手段，从整体－细胞－分子水平对扶正培本系列治法治疗胃癌的客观性及理论的科学内涵进行了阐释。临床研究结果表明，该系列治法的近期和远期生存率明显高于国内外相同分期不同治法的疗效；基础研究从化疗后保护骨髓作用与免疫调节作用、肿瘤细胞和淋巴细胞凋亡信号转导基因、癌细胞增殖周期、造血刺激因子表达、细胞免疫功能等方面进一步验证了该系列治法的疗效。所创立的系列治法与方药，一直指导中医临床对胃癌的治疗，临床应用四十余年，根据该系列治法研制的系列方药，累计产值 3.5 亿，产生了巨大的社会效益与经济效益。项目研究属原创性的集成创新，不仅拓展了中医药治疗胃癌的方法与手段，使中医药治疗胃癌的研究从理论到实践达到新的高度，而且对中医药治疗肿瘤有较大的指导和借鉴意义。现简介如下：

（一）与余桂清等共同创建扶正培本法配合化疗治疗肿瘤的相关研究

作用与贡献

发现健脾补肾法与其他治法在治疗中的疗效差异，并探索理论依据。

（1）扶正培本法的提出　孙桂芝教授在临床中发现，化疗伍用中药与单用化疗，化疗伍用中药而治则不同，疗效均有差异，于是就萌发了实验筛选有效方药的想法。1975 年初在姜廷良教授指导下，孙桂芝教授和林邦全教授对余桂清等老主任们常用的心脾方、脾胃方、脾肾方、肝胃方开展了实验。结果发现，脾肾方组的动物生存状态、外周血象等均优于其他三组。孙桂芝教授把实验结果向余桂清主任做了汇报，余主任非常重视该工作，指示进一步深入验证。反复的实验研究结果显示，脾肾方组的各项实验数据均优于其他组。1976 年初由余桂清、张代钊、段凤舞和孙桂芝共同拟定了脾肾方组成，做成冲剂，定名为扶正冲剂。从此，创建了扶正培本法配合化疗治疗肿瘤的研究方向。

（2）扶正培本法配合化疗治疗肿瘤的研究在全国的影响
1982年在济南全国胃癌会议上，团队做了题为"中西医结合治疗胃癌的临床与实验研究"的大会发言，在会议上引起同行和相关领导的关注，1983年被列入国家"六五"中医肿瘤攻关课题。扶正培本法在肿瘤综合治疗中的应用价值，在全国得到了广泛的认同和借鉴，使扶正培本法成为治疗肿瘤的大法之一。

（二）在国家攻关课题研究中的作用、成就与贡献

1. 国家"六五"课题研究

（1）作用与贡献　其实验研究数据和临床观察结果，为中医肿瘤界首次进入国家五年计划打下基础。于1978年发表了中西医结合治疗中晚期胃癌（术后）50例临床观察，并获得中国中医研究院（现中国中医科学院）科研成果三等奖，这是肿瘤科成立以来首次获奖。1981年10月总结了脾肾方的实验研究，为1983年进入国家"六五"课题奠定了基础，也是中医肿瘤界首次进入国家五年计划。

（2）结果与成就　临床实验结果：扶正冲剂伍用化疗使胃癌患者的化疗完成率、生活质量、免疫指标等均优于单纯化疗组，差异显著。

实验结果：脾肾方能增强骨髓造血功能、稳定外周血象等。在国内外首次阐述中医脾肾同治，抓住中医先天及后天之本在防治肿瘤中的重要作用，深入阐明了中医"扶正积自消"的深刻内涵。于1986年1月获得中国中医研究院科学技术成果一等奖，1986年12月获得卫生部级中医药重大科技成果奖。

2. 国家"七五"课题研究

（1）作用与贡献　发现了扶正中药在化疗中增效与减毒的多靶点效应，并自此拉开了中药治疗肿瘤实验研究的序幕。

课题名称为健脾益肾冲剂合并化疗治疗晚期胃癌（术后）扶正作用的临床及实验研究，课题组长为余桂清，孙桂芝参与了课题设计实施及研究全过程，完成结题与鉴定。

（2）结果与成就　"七五"是在"六五"的基础上，深入探讨扶正培本法的作用机理，其发现，健脾益肾冲剂能减轻实验动物化疗毒性反应，保护化疗小鼠骨髓有核细胞，促进骨髓细胞 DNA 合成，促使多能造血干细胞的生成，提高免疫和肾上腺皮质系统的功能，增效化疗药物的抑瘤作用，降低转移，延长荷瘤小鼠生存时间等。

"七五"课题于 1989 年进行了课题验收鉴定，获得中国中医研究院科技成果奖，1989 年 9 月获得国家计委、国家科委、财政部三部委重大科技成果荣誉奖。

在"七五"期间完成了国家中医药管理局课题——扶正防癌口服液合并化疗治疗晚期胃肠癌临床与实验研究。孙桂芝为课题组长，负责整个课题的设计与实施。实验显示，该药复方及单味药均有显著的抗氧化、提高机体超氧化物歧化酶活性、清除有害自由基等作用。

该课题于 1994 年通过鉴定，获中国中医研究院科技进步二等奖。

3. 国家"八五"课题研究

（1）作用与贡献　研究对中药抗癌多靶点效应机制进行探讨：中药对调节和修复癌基因变化与抗癌基因的失衡、诱导细胞凋亡、介导细胞凋亡信号的转导表达等具有良好作用。通过观察中药在诱导细胞凋亡过程中的形态变化，发现其较化疗药物诱导凋亡延迟，提示中药抗癌治疗是需要较长周期的。

课题名称为养胃抗瘤冲剂治疗晚期胃癌（带瘤）临床及实验研究。课题组长为孙桂芝，其主持了课题设计、实施的全过程。

养胃抗瘤冲剂是"扶正祛邪"学术思想的集中体现。"虚与瘀"在肿瘤成因及发展过程中互为因果，拟定了健脾益气、活血祛瘀、解毒抗癌作用的组方，制成冲剂。

（2）结果与成就　养胃抗瘤冲剂合并小剂量化疗治疗晚期胃癌带瘤患者，可减轻症状，稳定或缩小瘤体，改善生活质量，延长生存期，与单纯化疗组比较疗效显著。该项研究为中药复方研究开拓了新的思路。鉴定委员会认为，该研究在国内外属领先水平。

该项研究于 1996 年 11 月结题鉴定，于 1996 年 12 月获中国中医研究院中医药科技进步二等奖，1997 年 3 月获国家中医药管理局中医药科技进步三等奖，获奖人员名单顺序为孙桂芝、王桂绵等。

（三）学术成果

1. 论文论著

主编与合编著作 6 部，主编《孙桂芝实用中医肿瘤学》《常见肿瘤诊治指南》，合编《中西医结合治疗癌症有效病例选》《中西医结合防治肿瘤》《实用中西医结合诊断治疗学》《中医肿瘤学》《中国医学百科全书（中医内科学）》等。发表了"扶正培本系列方药治疗胃癌的临床与实验研究""扶正培本系列方药在胃癌综合治疗中应用32年的启示""健脾益肾冲剂治疗晚期胃癌 669 例扶正作用的临床与实验研究"等论文 150 余篇。

2. 获奖情况

主持参加了国家"六五""七五""八五"及国家中医药管理局课题、国家自然科学基金等国家级课题研究 14 项，获院部级国家级成果奖 16 项，其中院级科技成果奖 8 项、部级 7 项、国家级 1 项。位列第一完成人的 13 项，第二完成人的 2 项，第四完成人的 1 项。获得首届西城区百名英才突出贡献奖。

3. 学生培养情况

在教学工作中她诲人不倦，严格要求，一丝不苟，先后培养硕士生 18 名，博士生 18 名，博士后 10 名。

第七节　李佩文

一、个人介绍

李佩文（1942—），医学硕士、主任医师、博士生导师，中日友好医院中西医结合肿瘤内科专业首席专家，原中西医结合肿瘤内科主任，全国第 9～11 届政协委员、北京中医药大学兼职教授、全国 2～6 届名老中医药专家学术经验继承工作指导老师。历任世界中医药学会联合会副会长，中国医疗保健国际交流促进会副会长，中央保健专家，享受国务院政府特殊津贴。

李老是辽宁沈阳人，1967 毕业于北京中医学院，毕业后分配到新疆清河地区医院，任内科医生、院长等职。1978 考入广安门医院，硕士三年毕业后留院，受到余桂清、张代钊、段凤舞三位老师的指导。1984 年 5 月调任至中日友好医院筹建中医肿瘤科，任科副主任、主任。李老在几十年临床工作中积累了丰富的中西医结合治疗肿瘤经验，善于应用中医药缓解中晚期肿瘤患者临床症状、减轻放化疗毒副作用、提高生存质量、延长生存期。先后承担"七五""八五""九五"等国家级课题多项，并多项获奖，主编《中西医临床肿瘤学》等十几部专著。作为硕士、博士、博士后导师及全国第 2～6 届"师带徒"指导教师，培养学生多名。作为全国政协委员，中国农工民主党北京市委委员，农工民主党中央医学工作委员会委员，连续多次被评为农工民主党北京市先进党员，北京市卫生系统先进个人、北京市爱国立功标兵等。

二、主要学术思想及成就

1. 丰富了舌诊在肿瘤诊疗中的内容

20 世纪 60 年代，李老在祖国大西北河西走廊的高台、临泽工作，从事胃癌的防治研究，曾在新疆天山食管癌高发区开始恶性肿瘤防治工作，参与编写天山中草药志，填补哈萨克族应用中草药的空白。70 年代在太行山区食管癌高发区观察中草药及中医舌诊与食管癌的关系，在深入观察舌象与恶性肿瘤的关系后，积极开展中医舌诊的临床及基础研究，奠定了通过舌诊来辨识恶性肿瘤虚实寒热性质的地位。

2. 研制抗癌制剂，开拓肿瘤外治

提出了肺癌病机本质为"气阴两虚"，临床采用"益气养阴"方法治疗肺癌，以此理论研制"平肺口服液"，作为中日友好医院院内制剂使用近三十年（批准文号：京制字 Z20053794）。用于治疗晚期肺癌，可调节患者免疫功能，提高生活质量。临床和基础研究表明，平肺口服液可显著改善胸部放疗患者生活质量，预防大鼠急性放射性肺损伤，调节肺组织炎性细胞因子 IFN-γ、IL-6 和 IL-10 的基因表达，安全有效。

研制"实脾消水膏""溃疡油""止汗散"等外用制剂，改善肿瘤患者生活质量。以健脾利水、温阳化瘀为治则的院内制剂"实脾消水膏"，治疗癌性腹水有效率为82.5%，明显优于常规西医疗法对照组，且腹水内癌细胞及红细胞数量减少，临床症状改善。治疗后生存时间4.5个月，较对照组2.8个月明显延长。创制溃疡油治疗放射性口腔黏膜炎，患者疼痛缓解率、口腔炎分级、疼痛分级、疼痛缓解起效时间均明显优于康复新液对照组。创制止汗散用于治疗肿瘤患者多汗症，治疗后汗出程度有明显下降，自汗、盗汗明显缓解。这些外用制剂具有"简便廉验"的特点，安全有效，丰富了中医肿瘤外治的内容。

3. 著书立说，声誉海内外

李佩文教授主编了23部肿瘤专业书籍，发表专业论文70余篇，在报刊杂志上发表过大量科普文章及漫画。其所编撰书籍和学术文章，在中西医结合肿瘤治疗领域有较大影响，主编《Management of Cancer with Chinese Medicine》（中医药与肿瘤），由英国多尼克出版社出版，成为国际上中医药治疗恶性肿瘤的重要参考书。

4. 桃李不言，下自成蹊

李佩文教授医教研相结合，培养了大批中医肿瘤方面的优秀人才，他们目前都是该领域学术带头人及技术骨干。其学生以第一作者及通讯作者发表论文上百篇，主编教材、著作多部。多人承担国家级课题及研究项目近十项，在中西医结合治疗肿瘤领域有较大影响。

第八节 林洪生

一、个人介绍

林洪生（1949—），主任医师、教授、博士生导师，第四届首都国医名师，中国中医科学院首席研究员，国家中医药管理局重点学科带头人，中国中医科学院肿瘤研究所副所长，享受国务院政府特殊津贴。同时兼任国际中医药肿瘤联盟主席，中国药学会中医肿瘤药物与临床研究专业委员会主任委员，中国医疗保健国际交流促进会中医肿瘤防治分会主任委员，世界中医药学会联合会肿瘤康复专业委员会会长，在《世界中医药》《中国新药杂志》等多家期刊任副主编及编委。

林洪生教授 1976 年自北京中医学院（现北京中医药大学）毕业，后就职于中国中医科学院广安门医院。工作中又先后到北京肿瘤研究所进修学习内科学及基础免疫学，为日后的肿瘤科研及临床工作打下了坚实的基础。回到广安门医院肿瘤科工作后，先后师承余桂清教授、段凤舞教授、张代钊教授三位国家首批中西医肿瘤大家，并同时承担起科室的科研任务，积累了大量的临床及基础研究的经验。自 1999 年起，林洪生教授任职广安门肿瘤科科主任，开始大力进行科室管理工作及中医肿瘤传承发展及推广工作。

在肿瘤治疗方面，林洪生在传承老一辈"扶正培本"学术思想基础上，提出了以"固本清源"为理论指导的"五治五养"治疗康复体系，在此理论体系指导下编撰的《恶性肿瘤中医诊疗指南》以及具体的诊疗方案，依托中医药行业科研专项研究，在全国范围内得到广泛推广和应用，产生了巨大的社会效益和国际影响力。同时在国际合作方面，与美国国家癌症研究所搭建起国际合作平台，将中医药治疗肿瘤推向国际。多年来，林教授主持了国家"十五""十一五"重大科技攻关项目、国家自然科学基金、国际合作课题等 10 余项，发表相关文章 200 多篇，编撰著作 10 部，获得专利 5 项。作为第一完成人，获得国家科技进步二等奖、中国中西医结合学会科技进步一等奖、中华中医药学会科技进步一等奖等荣誉。

二、主要学术思想及成就

1. 创新提出了"固本清源"治疗恶性肿瘤的学术理论

林洪生教授在全面继承老一辈专家扶正培本学术思想的基础上，创新提出了"固本清源"学术理论。"固本清源"一词源于《谏太宗十思疏》言："臣闻求木之长者，必固其根本，欲流之远者，必浚其泉源。""固其根本，清其泉源"，简称"固本清源"，即稳固根本，清理源头之意。"固本清源"是一种恶性肿瘤中医药治疗的理论创新。

"固本"应该是顺应脏腑的生理特性以固护正气本源，根据患者具体病情和治疗阶段，合理运用"补""调""和""益"等方法，把调节恢复人体阴阳、气血、脏腑、经络功能的平衡稳定作为"固本"的主要手段。

"清源"是肿瘤治疗的关键。癌毒病邪缠绵胶着，不仅耗伤正气，更易于扩散，常常蔓延多个脏腑，损伤机体，甚至造成脏腑功能衰竭，危及生命。此外，癌瘤形成后又会阻碍经络气血运行，形成气滞、血瘀、痰凝、湿聚、热结、寒凝等多种病理机转，恶性循环，耗伤正气。癌毒好比种子，靶器官好比土壤，那么痰、瘀、湿、热、毒等病理因素就犹如肥料，只有在具备以上综合病理环境的条件下，癌毒方能在靶器官中着根生长。因此，在诊治肿瘤中，需要根据病位、病性、病势，以及所接受西医学治疗的不同阶段，在"固本"的基础上"清源"，具体分为四法：活血化瘀法、理气化痰法、清热解毒法、软坚散结法。在临床上与"固本"灵活配比组合，即可减缓或截断肿瘤病程的进展，以利于病体的康复。

2. 提出中医肿瘤分阶段治疗原则

通过长期的临床及科研实践，林洪生教授认为肿瘤治疗应中西医并重，根据疾病的情况选取本阶段最合适的方案以达到更好的治疗效果。例如在肿瘤快速进展期，应以西医手段为主，中医手段为辅，放化疗等手段可使肿瘤的进展速度得到更快控制，而中医此时采用"固本"可最大程度减轻放化疗等手段给机体带来的伤害；在肿瘤相对稳定期，可主要采用中医手段进行治疗，"固本清源"以尽可能使肿瘤不再进展或使肿瘤下次进展的时间后移或延缓肿瘤进展速度，为患者争取到更多的治疗时间和新的治疗手段，同时避免多次放化疗对人体正气的损耗；在肿瘤术后，可主要采用中医手段，"固本清源"以预防肿瘤的复发转移等。

在此基础上，林洪生教授提出中医治疗应参与肿瘤治疗的全程，且在疾病的不同阶段，中医应灵活应用"固本清源"理论进行相应的分阶段治疗。

3. 创建中医"五治五养"肿瘤全程防控体系

林洪生教授根据肿瘤分阶段治疗原则，凝练形成中医"五治五养"肿瘤治养体系。

林教授将中医肿瘤治疗分为防护治疗、巩固治疗、维持治疗、加载治疗、中医辨证治疗五方面，对应不同的临床治疗阶段。其中，中医防护治疗以扶正固本为主要治疗原则，主要采用补益气血、健脾和胃、滋补肝肾等治则治法，减轻西医治疗的副作用，保障治疗的顺利进行。中医巩固治疗以扶正固本、祛邪清源为主要治疗原则，常采用益气养阴、健脾化痰、清热解毒、活血散结等治疗方法，扶正与祛邪并重。中医维持治疗以扶正固本、祛邪清源为主要治疗原则，常采用益肺健脾、补肝益肾、益气养阴、活血散结、清热解毒等治则治法攻补兼施。中医加载治疗以祛邪清源为主要治疗原则，常采用补气养血、化瘀散结、清热解毒的治则治法。中医辨证治疗以扶正固本、祛邪清源为主要治疗原则，治疗方法灵活，察其脉证，辨证施治。

同时，林洪生教授提出"五养"康复思想，即饮食调养、运动调养、心理调养、功能调养、膏方调养。在肿瘤治疗的过程中，贯穿全程的康复能够帮助患者更好地应对各种治疗，提高患者的生活质量。其中，饮食调养以《黄帝内经》饮食养生理论为指导，借鉴现代肿瘤营养学理论，充分评估患者的营养状态和饮食习惯，根据肿瘤疾病发生发展和治疗所处的不同阶段，为患者提供个体化膳食营养方案，同时进行营养教育，通过合理的膳食调养促进康复，预防疾病复发转移。运动调养采用中国传统养生运动，如八段锦、五禽戏、站桩等，以及郭林气功、回春健身操、个体化运动处方、心肺功能锻炼、肌肉力量锻炼等现代运动疗法等，在评估患者体能的基础上，指导肿瘤患者进行循序渐进的运动方法学习与锻炼，促使患者培养良好的运动习惯，可以改善肿瘤患者的机体代谢及免疫功能，改善失眠、疲劳、关节活动障碍等不适症状，还可调节焦虑、抑郁等不良情绪。心理调养在充分心理评估之后，针对存在心理问题的患者进行有计划的个体心理干预。通过心理沙龙、中医五行音乐疗法、绘画疗法、情景剧等心理治疗形式，针对癌症患者进行群体心理干预，整体改善患者及家属的心理状态。功能调养在充分评估患者功能障碍的基础上，通过针刺、艾灸、耳穴贴敷、刮痧、拔罐、康复治疗（手法及器械）、芳香疗法、中药熏治等综合治疗手段，有效改善肿瘤患者的呼吸消化、神经、肌肉等生理功能障碍，缓解临床症状，提高患者的生存质量。膏方调养则是在中医辨证论治原则指导下，针对个体脏腑阴阳、气血等方面虚损的不同，采用具有补益作用的中药饮片，炼制成药力柔和、徐缓而专注的补养膏方，便于肿瘤患者长期服用，发挥滋补强身、延年益寿的作用，调节机体免疫功能，增强抗病能力，降低肿瘤的复发转移，同时还有利于促进手术及放化疗损伤后的机体恢复。

林洪生教授以"固本清源"为理论依据，提出的五治五养分阶段治疗方法通过多中心、大样本的临床研究表明，治养结合可以有效改善患者的生活质量，减轻放化疗等治疗的副反应，延长患者的生存时间。

第九节　李萍萍

一、个人介绍

李萍萍（1951—　），出生于 1951 年 8 月，主任医师、教授、博士生导师，现为北京大学肿瘤医院疼痛与症状多学科协作组首席专家，曾任北京肿瘤医院党委书记，中西医结合科暨老年肿瘤科主任。兼任中国临床肿瘤学会（CSCO）理事，世界中医药学会联合会肿瘤康复专业委员会副主任委员，北京抗癌协会监事，美国临床肿瘤学会（ASCO）会员，北京市疼痛治疗质量控制和改进中心癌痛学组组长，《癌症康复》主编。

李萍萍教授出生于一个革命家庭。父母的熏陶培养了她对知识的敬重与渴望，以及对信念的执着和努力。而青少年时期在内蒙古插队的"赤脚医生"生涯，让内心柔软的她，时刻感受着患者的疾苦，她以医生的仁爱，关注并照顾着患者的身心。

1968年，李萍萍教授踏上了内蒙古的土地，开启了她5年的插队生活。1969年，她被选拔做赤脚医生，先后放弃了离开草原和从政提干的机会。直到1973年，到北京中医药大学（原北京中医学院）学习，圆了自己的大学梦。1977年初，李萍萍教授大学毕业，在广安门医院肿瘤科著名的中西医肿瘤专家余桂清教授指导下学习1年。1978年，李萍萍教授在北京大学肿瘤医院（北京市肿瘤防治研究所）开始了她中西医结合肿瘤医生的实践和探索之路。那个年代的抗肿瘤治疗，方法有限，经验较少，疗效不理想。为了获得更多的专业知识，1988年，具有10年临床经验的李萍萍教授作为访问学者前往美国乔治华盛顿大学药理系学习，1990年回国。1991年，她担任中医科主任，重新组建中西医结合科，慢慢将中西医结合科建设成与其他内科具有同等编制和同等床位数的科室，并组建药理实验室。1998年，李萍萍教授再次前往美国，到加州大学乳腺中心访问学习。在她的带领下，中西医结合科成为北京市中医局重点学科，中西医结合病房是第四批北京地区综合医院示范中医工作建设项目，并获得卫生部首批"癌痛规范化治疗示范病房"称号；实验室成为国家中医药管理局批准的中药药理（抗肿瘤）三级实验室；北京大学肿瘤医院也成为全国综合医院中医药工作示范单位。

　　在基础研究方面，李萍萍教授致力于研究中医药的抗肿瘤作用机制及安全性。在临床治疗上，其始终关注中西医结合提高肿瘤患者生存质量、改善预后，并对老年肿瘤形成了较为系统的评估和中西医结合治疗方法。与美国 MD 安德森癌症中心合作，研究肿瘤常见中医症状–MDASI–TCM（安德森症状）评估量表，突破了中医临证时患者主观症状量化评估的瓶颈，并积极推广中医的量化评估。

　　其先后承担国家自然科学基金、首都发展基金、北京市中医药管理局科技基金等多项课题项目。被选为第五批、第六批、第七批全国老中医药专家学术经验继承工作指导老师；第四批、第六批北京市老中医药专家学术经验继承工作指导老师，北京市中医药传承"双百工程"指导老师和 2016 年全国名老中医药专家传承工作室建设项目专家。

二、主要学术思想及成就

1. 扶正培本思想的传承

　　李萍萍教授在跟随余桂清教授学习期间，学习并整理了余教授的临床经验。余教授非常重视中医理论与肿瘤治疗的实践相结合，强调人体正气的盛衰在肿瘤治疗中的重要性，提出"扶正培本"的思想，主张从脾肾入手，特别对晚期病人，应保护肾气固先天之本，调理脾胃使后天化源充足。扶正培本，正气充足才能达到祛邪的目的。

2. "守一存真"的思想

　　李萍萍教授认为，人生活在自然万物之中，人的身体与自然环境、季节变化息息相关。人，又是一个小天地，人和天地自然相应。中医是从了解和认识宇宙、天、地、人，了解和认识生命的角度看待疾病的发生发展的。生、老、病、死是生命的自然规律。"夫自古通天者，生之本，本于阴阳。"人与天地相通，阴阳化生万物，人的生命亦本于阴阳二气的交合变化。这正是中医养护生命、防病治病之道，也是在诊治疾病时中医要把握的核心。中医治病不仅要看到局部的病，更重要的是根据病证产生的病因病机，调整机体的阴阳平衡，激发机体内部的抗病潜能，恢复人体的脏腑功能，实现扶正祛邪的目的。阴阳的运动变化为宇宙生命的根本。阴阳学说是中医理论的核心。

李萍萍教授认为，保存元气对于肿瘤的治疗和预后至关重要。肿瘤患者，特别是中晚期的患者，往往经历了多种治疗方法。癌症治疗的长期性、癌症治疗的综合性、癌症本身对机体的破坏性，以及患者对癌症的恐惧性等因素，都会对病人的身心造成极大的伤害，而最终会损伤机体的元气。所以，在临床中要根据元气损伤的程度、正邪虚实的情况制定施治策略。谨守阴阳之道，保养元气为宗，"守一存真"是李萍萍教授在实践中总结的中医治疗肿瘤的主旨思想。

3. 审度正邪变化，施以治疗策略

李萍萍教授在治疗肿瘤患者时强调，不论患者过去使用或正在采用何种方法治疗，中医均要洞悉疾病轻重与正气盛衰的情况，分析正邪消长的变化，决定治则治法，达到阴阳平衡、正存邪消的目的。在临床中，可以看到正邪变化的几种情况：邪盛病进，正气未虚；实邪未去，正气虚弱；邪缓胶着，元气未伤；邪消病去，元气大伤等。即肿瘤进展但正气未虚；肿瘤仍在但正气已虚；肿瘤缓慢发展但正气未明显受伤；肿瘤控制或完全缓解但元气大伤等情况。根据肿瘤治疗中正邪的变化，李萍萍教授通过四十余年的治疗经验总结出治则六法，即祛邪

存正法，削补相济法，保元徐图法，难症和解法，培土建中法，扶元养正法。

4. 调气论

人的生命有气的推动，才有生机活动。《难经》曰"气者，人之根本也"，人始生，先成精，精化气，气生形。气始动而物生化，气极而象变，气止则化绝。故气是人的生命之根。

人有真气、元气、卫气、营气、五脏之气……人之真气受之于天，与水谷之气相并而供养生命。五脏藏精神、血气、魂魄，六腑受水谷之气而行津液。其气内干五脏，外络肢节。行于经者为营气，浮行于经外者为卫气。阴阳相随，内外相贯，环之无端而行于周身。《黄帝内经》曰："人之血气精神者，所以奉生而周于性命者也。经脉者，所以行血气而营阴阳，濡筋骨，利关节者也。卫气者，所以温分肉，充皮肤，肥腠理，司关合者也。"可见血气遍布周身而供奉生命。经脉得血气则筋骨润滑，关节通利；卫气得充则皮肤腠理致密，开阖正常。气血和顺，阴阳和谐，五脏六腑运行如常，则生命得以奉养。反之则疴疾起。

人的喜怒悲恐，寒热劳倦均可影响气机的运行而出现气消、气下、气收、气泄、气乱、气耗、气结等表现。"百病生于气也，怒则气上，喜则气缓，悲则气消，恐则气下，寒则气收，炅则气泄，惊则气乱，劳则气耗，思则气结。"怒则阳气逆上，肝气上乘，故为气上；喜则气脉和调，荣卫通利，故为气缓；悲则上焦不通，热气在中，销铄肺气，故为气消；恐则上焦气闭，气还下焦而胀，气不行，故为气下；寒则腠理闭，气不行，故为气收；炅则腠理开，荣卫通，汗大出，故为气泄；惊则心神外越，神无所归，故为气乱；劳则内外皆越，气伤力疲，气受损，故为气耗；思则伤脾，脾虚则气不行，故为气结。由此可见，气的紊乱与人的情志、寒热、劳倦等相关。气的运行受七情六淫内外因素的影响，气机紊乱则百病生，故百病生于气。

气有阴阳之不同，阴藏精，阳固外，阴阳失衡则有不同表现。四肢为诸阳之本，阳气盛则四肢实，登高而狂；五脏为阴，外通九窍。阴气盛则五脏所主之窍不通，肺气通于鼻，肺气不通则鼻不知香臭；心气通于舌，心气不通则不辨五味；肝气通于目，肝气不通则目不能辨五色；脾气通于口，脾气不通则口不知五谷；肾气通于耳，肾气不通则耳不能闻五音，二阴不利。故五脏之气不通，可出现不同的病证。

人体的阴阳失调，正气虚弱是积聚癥瘕形成的内因，导致脏腑经络气血瘀滞不通，实邪稽留，血瘀、寒凝、气结等宿久成积而为瘤。癥瘕积聚会进一步阻碍气机运行，影响脏腑功能，以至影响元气之盛衰。肿瘤病人可出现各种气机紊乱的征象，如胃气不降之呃逆，中气下陷之泄利，肝气郁结之胁胀，肺气壅盛之喘咳等。在治疗时，要"谨守病机……疏其血气，令其调达，而致和平"，因此，调理气机在气血运行、阴阳平衡中有重要的意义和作用。中医非常重视人体气血阴阳的平衡，了解气与人生命活动的关系，才能重视调节气机在治病中的作用；了解百病生于气的病因病机，才能掌握调理气机之术；了解气的调养方法，才能做到天人相应，正气内存。

在多年的临证治疗中，李萍萍教授总结出治疗肿瘤要善调气机，"谨守其气，无使倾移"；调气机要顺脏腑之性，从脏腑之气，使气机畅通为要。

中医治疗肿瘤，既要关注肿瘤的变化，更要重视人体元气的盛衰有无，既要关注疾病，更要重视病人的感觉和所愿。在治疗中，秉持"守一存真"的治疗思想，恪守虚实缓急而立的治法治则，遵循理法方药的临证思路，是李萍萍教授四十余年从事临床治疗的体会和总结。

<h1 style="text-align:center">第十节　陈信义</h1>

一、个人介绍

陈信义（1954—），男，主任医师、二级教授，博士生导师，北京中医药大学东直门医院首席专家。曾任北京中医药大学东直门医院大内科主任兼血液肿瘤科主任、教育部重点学科"中医内科学"学术带头人，国家中医药管理局"中医血液学"重点学科学术带头人。现兼任中华中医药学会血液病分会主任委员，中国民族医药学会血液病专业委员会副会长，世界中医药学会联合会血液病专业委员会副会长，世界中医药学会联合会肿瘤康复专业委员会副会长，世界中医药学会联合会肿瘤姑息治疗研究专业委员会副会长，北京中西医结合学会肿瘤专业委员会名誉主任委员。

1978 年毕业于北京中医药大学（原北京中医学院）中医系，毕业后留东直门医院工作至今。其中，1978 年 9 月～1979 年 9 月在北京中医学院基础理论班研修；1997 年 3 月～1998 年 3 月在对外经济贸易大学研修；1979 年 9 月～1980 年 9 月跟随著名的中医专家胡希恕教授从事中医临床工作，有幸听其讲经论道（经：经典医籍；道：行医之道），仿其言传身教，谋其行医之术，专研《伤寒》经方，诊疗内科病证，深感受益匪浅，为而后学术发展奠定了坚实基础。20 世纪 80 年代，随着现代科学技术的进步与专业学科分化，1983 年北京中医药大学东直门医院血液病专业学科成立，拜学于我国著名的中医学家秦伯未先生学术传承人（卫生部获批）、全国首批西学中专家李英麟教授（1953 年毕业于中国医科大学）门下，于1983 ～ 1998 年，一直跟随李英麟教授潜心领悟岐黄之术，谋求中西医融合之道，并在疾病诊疗、医门技巧、论文写作水平等方面深得李英麟教授精心指导，且临床专业学识水平不断提升，在中医血液病领域具有很好的影响力和知名度。20 世纪 90年代末（1999 年），基于北京中医药大学整体发展布局，东直门医院肿瘤科（隶属中医外科）整体迁至北京中医药大学东方医院。至此东直门医院实现了血液与肿瘤两专业高度融合发展的新格局（血液肿瘤科），开启了中医和中西医结合治疗恶性肿瘤的新征程。对于从事血液病临床与基础研究团队来讲，跨界中医肿瘤行业需要更多的时间和智慧去领悟。因此，团队严格遵照汉代刘向《说苑·君道》中"凡处尊位者，必以敬下顺德规谏，必开不讳之门，蹲节安静以藉之，谏者勿振以威，毋格其言，博采其辞，乃择可观"的"博采众长"之古训，立足于中，勤奋于西，广交医友，善积良方，付诸实践，引用创新，逐步形成了以中医药有效解决肿瘤相关痛苦（抑郁、失眠、厌食、乏力、便秘、腹泻）、提高患者生存质量为特色的北京中医药大学东直门医院恶性肿瘤治疗模式。

二、主要学术思想及成就

在中医和中西医结合治疗恶性肿瘤医疗生涯中，主要贡献有：①参与筹备和成立了中华中医药学会肿瘤分会，并担任一、二、三届副主任委员。②担任副主编，出版了全国首部 21 世纪高等中医药院校全国规划教材《中西医结合肿瘤学》，并率先在北京中医药大学开设"中西医结合肿瘤学"本科生、研究生课程教育。③在国内最早招收中西医结合临床博士研究生（肿瘤专业），共培养硕士60余名，博士50余名，博士后8名。探索并实现了与国外著名高校或研究机构（美国弗吉尼亚大学、美国耶鲁大学、美国佛罗里达大学、美国东田纳西州立大学、美国癌症研究中心）联合培养中西医结合肿瘤专业博士研究生新模式。

从事中医及中西医结合临床四十余年，主要创新理论有：①在恶性肿瘤中医药治疗过程中，提出了"调平与平调"理论，主张针对恶性肿瘤中医病因病机予以"调平"，针对病证或病状治疗趋向"平调"，强调恢复病因病机的动态平衡以及针对病证治疗的缓用药的基本准则。②在国内最早提出用中医药预防与抗肿瘤多药耐药的创新研究思路，并开展了多项部级以上课题研究。复方浙贝母颗粒逆转急性白血病多药耐药临床与基础研究取得了突破性进展，主要在于：以复方浙贝颗粒与常规化疗方案组成的治疗新方案能够明显提高难治耐药急性白血病临床缓解率，并可以有效改善临床症状，克服化疗相关不良反应。③首次提出了急性白血病中医药防治"一体化"诊疗理论与应对模式，其核心内容是针对急性白血病前期病变"骨髓增生异常综合征"的综合防治，最大限度地预防和降低向急性白血病转化和发生率；聚焦难治急性白血病、老年白血病中医药治疗，提高临床有效率与患者生存质量；有效控制急性白血病及其治疗相关并发症，有效促进患者康复，延长生存期。④提出"肿瘤因于寒"的病机理论，用于指导胃癌、恶性淋巴瘤等的肿瘤疾病的临床诊治，并围绕这一理论开展了系列具有重要价值的基础研究。⑤针对恶性肿瘤治疗现状，提出了中医药在

恶性肿瘤维持治疗中的系统理论。重点强调中医维持治疗要在
"道法自然"核心理论指导下，把"以人为本、致力中和""坚
守内功、修护元气"以及"调畅情志、天人合一"等理念贯穿
肿瘤维持治疗的全过程，并通过最高境界的"养心"法则保持
恶性肿瘤患者身心处于最佳状态，重视"辨证施治""整体观
念""平衡状态""固本清源""靶向归经""治未病"等理论思
想的灵活运用。提出恶性肿瘤的中医药维持治疗是集疾病维持
治疗、肿瘤相关症状维持治疗、肿瘤相关并发症维持治疗三位
一体的多维度系统概念。将治疗目标定位在：将证候（症状）
控制与提高患者生存质量上升到与无进展生存期和总生存期相
等位置，让更多的恶性肿瘤患者在中医药维持治疗中获益。

第十一节 杨宇飞

一、个人介绍

杨宇飞（1959— ），女，主任医师、教授、博士研究生导师，
博士后合作导师，国家中医药管理局首届"岐黄学者"，首都名
中医，中国中医科学院首席研究员，国家中医药管理局第一批
优秀临床人才，享受国务院政府特殊津贴。现任全国政协委员，
北京市政协常委，中国中医科学院肿瘤科学科带头人，中国中
医科学院西苑医院肿瘤诊疗部主任、内经教研室负责人。兼任
中华中医药学会常务理事，中国老年学和老年医学学会常务理
事及肿瘤康复分会主任委员，世界中医药学会联合会常务理事
及整合肿瘤专业委员会会长，美国整合肿瘤学会亚洲常务理事。

杨宇飞，祖籍四川巴中，1979 年就读于北京中医学院中医
系，1984 年获得中医学士学位，毕业后就职于中国中医研究院

西苑医院血液科；1988 ～ 1993 年于中国中医研究院硕博连读，师从周霭祥教授，博士期间首先在国内建立特发性血小板减少性紫癜（ITP）动物模型、ITP 肾阴虚肾阳虚动物模型及 ITP 红细胞增多症模型，最后以优异的成绩获得"何时希一等奖"获得博士学位；1993 年博士研究生毕业后，就职于中国中医研究院西苑医院血液科。1996 年"临危受命"创立西苑医院肿瘤科，担任科主任，致力于结直肠癌临床与基础研究。1999 年破格晋升主任医师，带领肿瘤科成为国家中医药管理局"十一五"结直肠癌专病建设组长单位、"十二五"重点专科建设单位。作为课题负责人承担科技部"十一五""十二五"国际合作项目，"十三五"重点研发计划"中医药现代化研究"项目，以及国家中医药管理局重大疑难疾病、国家自然科学基金、首都卫生发展资金等课题 20 余项。2014 年建立中国中医科学院西苑医院肿瘤诊疗中心，成立多学科肿瘤康复门诊，涉及肿瘤内科、乳腺外科、肛肠科、营养科、药剂科、康复科、老年病科、神经科、骨科等科室，并致力于建设中西医结合肿瘤康复学科。2016 年筹建并成立北京市中医肿瘤防治办公室及北京市大数据肿瘤防治办公室，任北京市中医肿瘤防治办公室常务主任，北京市大数据创新实验室副主任。获得中华中医药学会"首届全国优秀女中医师"、北京市中医管理局"首届北京中医行业榜样"等数项称号；在中文核心期刊发表论文 200 余篇，主持编写《肺癌临床康复治疗》《临床肿瘤康复学》等专著 8 部、科普著作 20 余部。

二、主要学术思想及成就

1."健脾补肾解毒"法
肿瘤发生的根本原因在于正气虚弱无力抵御癌毒的入侵。

清代《疡科心得集》记载"癌瘤者，非阴阳正气所能结肿块，乃五脏血瘀、浊气、痰滞而成"。可见，癌毒发于内，生于五脏六腑之中，成毒后耗伤正气而养育自身，使得正气逐渐溃散，从而出现精气耗散之象。结直肠癌的核心病机为"正虚邪实"，其中正虚以肝、脾、肾等五脏虚为主要表现，邪实以痰、毒、瘀为主。杨宇飞教授认为，结直肠癌分期不同，各个阶段病机亦不相同，细胞毒性药物乃大毒之品，中医药的使用以扶正为主，切忌攻伐以免更加损伤正气；另一方面，骨髓与血密不可分，所谓"肾主骨生髓""血者水谷之精也。源源而来，而实生化于脾"，故脾肾两脏是防治骨髓抑制的关键环节。其次，晚期结直肠癌患者常本虚与邪实并存，在临床实际治疗中，杨宇飞教授强调健脾补肾为晚期结直肠癌中医药治疗的核心之法，必要时佐以疏肝，扶正的同时根据痰、瘀、毒、湿之偏重，灵活运用化痰、活血、解毒、利湿等法疏通经络，并且常根据晚期结直肠癌的转移部位不同，酌情加减不同抗肿瘤之品，根据不同肿瘤相关症状，酌情配伍不同对症中药，共同起到扶正祛邪的目的。

2."温阳通下"理论

中医学认为，结直肠癌是由于痰、湿、瘀、毒等致病因素聚集，导致脏腑功能紊乱、气血阴阳失调而引起的症候群。晚期结直肠癌以正气虚衰为本，以邪气亢盛为标，具体到治疗上可根据人体正气的强弱，灵活选择祛邪与扶正之间的侧重，以达到最好的治疗效果。李中梓在《医宗必读》中提出，药品稍峻，用之有度，补中数日，然后攻伐，不问其积去多少，又予补中，待其神壮，则复攻之，屡攻屡补，以平为期。基于以上理论，杨宇飞教授团队在《医宗必读》所载"阴阳攻积丸"的基础上制成祛邪胶囊用于晚期结直肠癌的临床治疗，方中巴豆霜为温阳通下的代表药，能够直抵下焦肠腑阴邪聚积之处，荡涤胃肠，温化阴毒之邪，同时给邪气以出路，为中医八法中"下法"治疗恶性肿瘤指明了方向。同时川乌、干姜、官桂三药发挥温阳补火、引火归原的功效，可使人体阳气回归于下焦命门，改善脾肾阳气亏虚所致的下焦气化不利，从而温化下焦寒湿阴邪，发挥治疗肠癌的作用。

3. "活血化瘀"理论

放射治疗在恶性肿瘤的治疗中具有重要地位，但放疗存在不同程度的放射损伤。中医认为放射损伤属于火热毒邪的范畴，放疗是以毒攻毒的局部治疗方法，在祛邪的同时耗伤人体正气，火（热）为阳邪，其性燔灼趋上，易伤津耗气，生风动血，易致疮痈。放射线的火热之邪作用于人体局部，导致机体气血局部壅滞，形成局部的瘀血，瘀血日久则易导致人体整体的正气亏耗及新血的再生。因此，杨宇飞教授基于中医学对放射损伤的认识及辨证论治和异病同治的中医诊疗思维，认识到放射损伤的中医学证候乃气虚血瘀，阴虚毒恋，预防和治疗原则当以活血化瘀、滋阴解毒为主，遂创立清血颗粒。清血颗粒由《医宗金鉴》所载桃红四物汤加丹参、草河车成方，实验证实清血颗粒能够通过促进放射损伤的修复、调节免疫等作用减轻放射性损伤，是中西医结合临床合作的再次体现。清血颗粒运用于配合肿瘤患者放射治疗长期临床实践也证实了其防治放射性损伤的疗效确切性和安全性。

4. 晚期结直肠癌中西医并重治疗理论及策略

（1）"中西医并重治疗理论"的提出　晚期结直肠癌病情复杂，难以治愈。杨宇飞教授经过长期的临床经验积累，提出了中西医并重的晚期结直肠癌治疗策略，根据晚期结直肠癌患者就诊时所处的西医治疗阶段，结合患者的体质状况、治疗意愿、疾病进展速度等，制定不同的中西医并重治疗方案与治疗目标，始终将中西医并重治疗理念贯穿晚期结直肠癌治疗的全程。

（2）"纯中医治疗"——病、证、症三位一体　晚期结直肠癌患者常本虚与邪实并存，其中本虚常以脾肾亏虚、肝郁脾虚、肝肾阴虚、肺脾亏虚、肺肾两虚等证型多见，邪实主要以痰、瘀、毒、湿为主。在实际治疗中，杨宇飞教授强调健脾补肾为晚期结直肠癌中医药治疗的核心之法，必要时佐以疏肝，扶正的同时根据痰、瘀、毒、湿之偏重，灵活运用化痰、活血、解毒、利湿等法疏通经络，并且常根据晚期结直肠癌的转移部位不同酌情加减不同抗肿瘤之品，根据不同肿瘤相关症状酌情配伍不同对症中药，共同起到扶正祛邪的目的。

（3）"中西医并重治疗"——双管齐下　考虑到晚期结直肠癌就诊人群的特殊性，并结合大量临床实际经验，杨宇飞教授常将中医药联合口服化疗药、中医药联合口服靶向药以及中医药联合口服化疗与靶向药作为晚期患者的治疗方案；根据化疗药物或靶向药物出现的毒副反应采用辨证汤药治疗，根据机体耐受程度酌情选加抗肿瘤药物以增强化疗药或靶向药的抗肿瘤作用，达到中西医并重共同扶正祛邪的目的。

（4）"中医辅助西医治疗"——减毒增效　以化疗为基石的西医治疗药物多为有毒之品，可杀灭快速增殖的肿瘤细胞带来疗效。但人体一些增殖较快的正常细胞也会受到不同程度的损伤进而引起机体不良反应，这些不良反应严重影响了患者生命质量，限制了结直肠癌患者对化疗的耐受性和依从性。杨宇飞教授结合多年临床经验，认为化疗期患者的整体机制状态应归属于中医学"虚损"范畴，在临证治疗化疗所致不良反应时中药多以补益为主；此外，靶向药的出现使晚期结直肠癌的治疗进入了精准治疗的崭新时代，显著延长了患者的生存期，但随之而来的不良反应不仅降低了患者生命质量，也影响了患者的后续治疗。目前晚期结直肠癌静点靶向药常与标准化疗联用或在维持治疗期单用，主要分为两类，一类是以西妥昔单抗为代表的以表皮生长因子受体（epidermal growth factor receptor，EGFR）为靶点的药物，一类是以贝伐珠单抗为代表的以血管内皮生长因子（VEGF）为靶点的药物。皮肤反应、口腔黏膜炎、腹泻等是抗 EGFR 类靶向药常见的不良反应，皮肤反应以红疹、疱疹、脱皮为代表，严重者出现皲裂、出血甚至引起疼痛，杨宇飞教授认为此类靶向药进入人体带来的不良反应属中医的阴虚热盛，治疗上以滋阴清热为主，必要时兼以凉血活血；根据热毒盛衰、症状轻重酌情加以金银花、苦参等清泻热毒，三七粉活血化瘀，桂枝、芍药透邪外出；抗 VEGF 类靶向药最常见的不良反应是高血压、蛋白尿、出血等，且治疗上常与化疗药同用，故此时杨宇飞教授常在"两阶段三部曲"的基础上选加天麻、钩藤、罗布麻叶等降血压，滑石、木通、车前子、黄芪等降蛋白尿，地榆炭、蜜槐角止便血，三七粉、芦根、白茅根等止咯血或血痰，大蓟、小蓟等止尿血。

第十二节　贾立群

一、个人介绍

贾立群（1962—），医学博士、主任医师、教授、博士生导师。现任中日友好医院中西医结合肿瘤内科主任、中日友好医院中西医结合肿瘤专科医联体牵头人、国家中医药管理局重点学科负责人、国家临床重点专科建设单位负责人、中日友好医院学术委员会专家。兼任中华中医药学会理事、中华中医药学会肿瘤分会副主任委员、中国中医药研究促进会肿瘤专业委员会主任委员、中华预防医学会中西医结合预防与保健分会主任委员、国家药典委员会委员、中央保健委员会会诊专家。

贾立群1984年毕业于辽宁中医药大学，获医学学士学位；1989年毕业于北京中医药大学，获医学硕士学位；2002年毕业于北京中医药大学，师从李佩文教授，获医学博士学位。曾先后访学于日本国立东北大学、日本国立癌症研究中心、美国哈佛医学院。1989年起，历任中日友好医院中西医结合肿瘤内科主治医师、副主任医师、主任医师。先后主持"十一五""十二五"国家科技支撑计划课题3项、国家自然科学基金面上项目3项、北京市科委重大项目课题1项及"十病十药"专项课题1项、首都医学发展科研基金项目2项，发表学术论文百余篇，主编和参编专著20余部。承担北京中医药大学临床教学任务。曾多次获得中日友好医院优秀教学集体及教学管理者奖项。曾获得国家科学技术进步二等奖1项，多次获得北京市科学技术奖和中华中医药学会科学技术奖。2017年获得"荣耀医者·中华医药贡献奖"，2018年获得"国之名医·卓越贡献奖"。

二、主要学术思想及成就

贾立群教授从事中西医结合肿瘤临床工作三十余载，突出中西医结合的优势与特色，建立肿瘤中西医综合诊疗模式，显著改善患者生活质量，擅长中西医综合治疗消化道肿瘤、中医外治肿瘤并发症及放化疗不良反应、中医外治浅表性肿瘤及前列腺癌。

1. 创建"温经通络"法外治肿瘤并发症关键技术

贾立群教授根据常见肿瘤并发症"本虚标实"的病机特点，认为肿瘤的发生与脏腑经络密切相关。随着肿瘤进展和治疗，癌性疼痛、恶性胸腹腔积液、放化疗不良反应等各种并发症，进一步加重肿瘤患者元气虚损、经络不通的病变。贾立群教授创新性地运用中医外治以通为补、标本兼治的理论，率先在国内以"温经通络"为基本治法，创建了中医外治肿瘤并发症12项关键技术，为肿瘤并发症治疗拓展了新的理论和方法，并经实验研究探究了其作用机理和靶点，获得国家发明专利4项，其相关研究成果被引用2113次，在肿瘤外治领域引用频次居首，引领了中医肿瘤外治技术的发展。

通过临床多中心随机对照研究，证明温经通络法外治多种疑难肿瘤并发症疗效显著，提高肿瘤患者生活质量，延长生存期，填补3项肿瘤并发症治疗的空白。温经通络法外治化疗所致周围神经病变、手足综合征及靶向药物皮肤反应的有效率分别为75.00%、87.88%、90.10%，明显优于安慰剂对照组，其技术成果解决了肿瘤并发症尚无有效治疗的难题，是中医在肿瘤姑息治疗中的重大突破。温经通络法其有效成分经透皮直达胸腹腔积液，杀伤肿瘤细胞，提高细胞免疫因子IL-2、IL-8、IFN-γ 的表达，对胸腹腔积液的缓解率分别为63.89%、82.47%，明显优于单用腔内化疗，并延长晚期肿瘤患者生存期2个月［实验组（5.1±2.3）个月，对照组（3.2±1.9）个月，$P < 0.05$］，首次证明温经通络外治法延长晚期肿瘤患者生存期。以上研究结果证明温经通络法外治肿瘤并发症，其疗效和

给药方式居于国际领先水平。创建中西医结合治疗癌性疼痛疗效评价的新方法。温经通络法外治技术联合"吗啡滴定"止痛给药原则，治疗中重度癌性疼痛可降低阿片类药物用量30%，减轻其不良反应，降低风险，解决中药止痛疗效评价的客观性和伦理性问题，形成专家共识1份，并纳入国家中医药管理局专科临床路径。

温经通络法外治多种肿瘤并发症12项关键技术，在临床应用30余年，惠及海内外广大患者，其相关研究成果共发表论文223篇，SCI论文14篇，主编相关论著4部，主编有关中医肿瘤外治的第一部专著《肿瘤中医外治法》，转化院内制剂2项，获得国家发明专利8项（授权4项，受理4项），在国际权威肿瘤学术大会进行讲座12次，培养研究生51人、海外留学生近百人。纳入"十二五"国家科技支撑计划研究项目（2012BAJ18B05），成为2012年中医药行业科研专项的技术规范/推广应用项目，编入《中国农村肿瘤筛查与防治指南》教材。通过国家临床重点专科·中日友好医院中西医结合肿瘤专科医联体，在千家医疗机构开展应用与示范，培训专科医师近万人，建设了"中西医肿瘤防治关键技术信息平台"，获得2014年全国中医药科技成果推广奖；收录于北京市科学技术委员会《中国科技成果推广》，推动中医肿瘤学科的发展。

2. 食管癌中西医结合防治

贾立群教授作为国家中医药管理局中医食管癌协作组组长，主持并制定了中医食管癌临床路径诊疗方案，并应用中药干预阻断癌前病变的进展。在传承前人食管癌筛查研究的基础上，依托"十二五"科技支撑计划课题（2012BAJ18B05），与西医团队开展了当代中西医结合防治食管癌的工作，建立了基于舌象特征的中国食管癌癌前病变及早期癌预测模型，对中国北方食管癌高发现场（磁县）高危人群巴雷特食管（Barrett食管）发病情况和特点进行了调查，并在2016年欧洲肿瘤内科年会（ESMO）上，对相关研究成果进行了壁报交流，发表SCI论文1篇；2016年成立了中西医结合食管癌专病医联体；2017年建立京津冀肿瘤共同防治项目——中国食管癌高发区舌诊大数据研究，在我国食管癌高发区建立了食管癌防治平台，发挥中医药在疾病预防中的主导作用，并基于大数据开展中医舌象在食管癌筛查早诊治疗决策中的应用，结合人工智能技术建立了舌象智能健康决策系统，提高了食管癌前病变的筛查敏感性；2019年牵头与北京友谊医院联合攻关重大疑难疾病中西医临床协作试点项目——食管癌，中西医协作防治食管癌诊疗体系的建设为核心形成技术平台、信息数据平台、疗效与安全评价平台和人才培养平台，在此基础上开展中西医协作，完成中西医协作防治食管癌预期任务和目的。

3. 胃癌的中医诊治

近端贲门癌以噎膈论治，贾立群教授提出疏肝理气为主要治则，中西医综合诊疗方案，基于中医辨证施治原则，应用半夏泻心汤防治伊立替康肠毒性的方案，针对胃癌常见化疗不良反应，腹泻、手足麻木、手足综合征等难治病证，研发了中医防治方案，并经国家和省部级4项课题验证了其疗效，提高了胃癌患者的生活质量。获得中华中医药学会科技进步奖，主编胃癌中医专著一部。

4. 肿瘤防治健康科普宣教

贾立群教授积极参加肿瘤防治健康科普宣教，开设抗癌科普大课堂，主编《百姓防癌保健手册》，作为"健康之路""我是大医生""养生堂"等健康媒体特约专家进行10场科普讲座，2017年当选中华预防医学会"健康科普专家""北京市科普专家"。

第十三节　花宝金

一、个人介绍

花宝金（1964—），中共党员，博士，主任医师，二级教授，博士研究生导师，中国中医科学院首席研究员，岐黄学者，首都名中医，享受国务院政府特殊津贴。现任中国中医科学院广安门医院副院长，中国中医科学院肿瘤研究所常务副所长，国家科技部重点领域创新团队负责人，国家中医药管理局中医肿瘤重点学科带头人，国家中医药管理局肿瘤重点专科协作组组长，国家临床重点专科（中医肿瘤）负责人，国家中医药管理局中医传承创新团队负责人。兼任中华中医药学会肿瘤分会名誉主委，第十、十一届国家药典委员会委员，中华中医药学会理事，中国中医肿瘤防治联盟主席，中国抗癌协会肿瘤传统医学专业委员会副主任委员、继续教育分会副主任委员，世界中医药学会联合会肿瘤专业委员会副会长兼秘书长。作为课题负责人主持完成了国家"十五"科技攻关项目、"十一五""十二五"科技支撑计划项目、重大新药创制专项、国家自然科学基金项目、科技部"重点领域创新团队"项目等国家科研课题10项，先后荣获国家科技进步奖2项、省部级科技奖励10余项，出版论著20余部，发表学术论文400余篇。

花宝金教授1989年9月研究生毕业后开始从事中医肿瘤临床工作。2001年于黑龙江中医药大学取得医学博士学位，并进入中国中医科学院博士后流动站工作，出站后于中国中医科学院广安门医院工作至今。他孜孜不倦、满怀热情地钻研岐黄之术，传承精华，守正创新，引领中医药防治肿瘤事业新方向，用医者仁心践行党员初心，把中医攻克癌症作为最高的追求。2003年获卫生部直属机关防治非典型肺炎工作优秀共产党员称号；2006年获北京首届群众喜爱的中青年名中医荣誉称号；2006年被评为北京卫生系统先进个人；2007年获中国中西医结合学会科技进步一等奖；2007年被授予全国优秀中医临床人才称号；2008年获全国卫生系统先进工作者荣誉称号；2009年获中华中医药学会科学技术奖一等奖；2011年获中国中西医结合学会科技进步一等奖；2011年荣获国务院政府特殊津贴；2011年获中华中医药学会科技之星荣誉称号；2012年获国家科学技术进步二等奖；2016年获国家科学技术进步二等奖；2016年被聘为中华中医药学会肿瘤分会主任委员；2017年被评为第八届国家卫生计生突出贡献中青年专家；2017年入选科技部、中组部第三批国家"万人计划"科技创新领军人才；2020年被聘为中华中医药学会理事、中华中医药学会肿瘤分会名誉主任委员；2021年获首都名中医称号；2021年获2020—2021年度国家中医药管理局直属机关优秀党务工作者称号；2021年获批国家中医药管理局岐黄学者支持项目。

二、主要学术思想及成就

1. "扶正"理论继承与发展

（1）"扶正培本"的传承　"正虚"是肿瘤发生发展的根本原因，"扶正培本"是中医肿瘤学界公认的基本治疗法则。花宝金教授师从国医大师段富津、全国名中医朴炳奎，继承老一辈"扶正培本"防治肿瘤的重要思想。围绕"扶正培本"学术思想开展理论与实践研究，系统阐释"扶正培本"学术思想防治肿瘤的科学内涵在于重塑免疫抑制微环境。他提出"扶正培本"是在中医阴阳五行、藏象学说的理论基础上形成的，也是以中医整体观念、天地人合一观念、阴阳平衡观念为依据的。扶正培本法实际上并不单纯是应用补益强壮的方药，应该把调节人体阴阳平衡，气血、脏腑、经络功能的平衡稳定，以及增强机体抗癌能力的方法都包含在内。2013年花宝金教授组建创新中医肿瘤团队，他负责的"基于扶正培本治则的中医肿瘤研究创新团队"入选科技部重点领域创新团队，是中医肿瘤领域唯一入选的团队。团队围绕扶正培本4个研究方向开展研究，包括扶正培本法为主中医肿瘤综合治疗方案的优化与评价，中医肿瘤学科名老中医学术思想传承与创新，中医药防治恶性肿瘤术后复发转移的研究，从内环境角度探讨扶正培本法肿瘤免疫重塑作用的科学内涵，为中医肿瘤学科发展提供了坚实的科学依据。

（2）"调气解毒学说"的发展与创新

1）"气机升降"理论在肿瘤防治中的应用——发展。气机升降理论是中医学理论体系的重要组成部分，其研究的基础包括左升右降的机理研究、升降出入的机理研究、升降理论的核心脏腑等，这些内容与肿瘤的病机、病理变化、治疗以及机体与肿瘤之间物质能量转化等有着密切的联系。近年的临床实践与实验研究均表明，气机升降失调是引起肿瘤发生发展的基本病理环节，气机升降功能失常与正虚密切相关，而运用扶正培本治疗肿瘤有一定的优势，故应重视气机升降理论在肿瘤研究中的理论价值。花宝金教授善于运用经方治疗各种恶性肿瘤，并重视气机升降理论在肿瘤中的应用，认为气机升降失调是肿瘤发生的基本病理过程。花宝金教授认为肿瘤发病的基本病理过程为情志、正虚、外邪等导致气机升降失调，进而引起清浊之气郁滞，最终形成痰、瘀、毒等肿瘤病理产物而导致本病的发生。治则上结合脏腑"升"与"降"的生理特性进行调治，以恢复气机升降的平衡，其临床代表方剂旋覆代赭汤、半夏泻心汤、四七汤、四妙丸、柴胡剂等蕴含着以通降为主的气机升降理论思想，其在肿瘤治疗中取得了较好的疗效。

2）"调气解毒"学说的提出——创新。花宝金教授结合"治未病"理念，在传承肿瘤"扶正培本"学术思想的基础上，提出"调气解毒"学说，认为"调气"一词不仅涵盖了补正气之虚损，亦包括畅情志、理气机之郁滞（气、痰、瘀）等含义。花宝金教授在"扶正培本"研究的基础上，结合现代肿瘤发生发展的规律，认为肿瘤发生的核心病机是气机失调，毒邪内聚。他提出调气之法应贯穿于肿瘤治疗的始终，主要包括三个部分。①顾正气：调虚以利正气之复；②重升降：调气以复气机出入；③畅情志：调神以立命之本。根据毒邪的性质及兼夹分别采用不同的治法，总体上有祛邪解毒法、排毒解毒法、扶正解毒法。①化浊毒：控癌前病变；②肃余毒：防复发转移；③除伏毒：获带瘤生存。在具体疾病防治的应用上，如肺结节强调"健脾益气、培土生金""宣降肺气、通利水道""解郁行气、调畅情志""调气为本，兼顾化痰祛瘀解毒"等四个基本法则，灵活运用经方，辨证施治，临床取得良好疗效。2021年花宝金教授负责的基于"调气解毒"学说的中医肿瘤创新团队项目获得国家中医药管理局传承创新岐黄团队，将进一步丰富其学术理论内涵。

2."带瘤生存"理论的发展与创新

中医药是我国癌症防治的重要特色。花宝金教授提出"带瘤生存"与"调和"的思想治疗晚期肿瘤患者,通过规范和适度治疗,使人体和肿瘤之间处于相对平衡的状态,反映出中国传统文化中"和"的思想。在工作初期的20年,花宝金带领团队进行了扶正培本法防治肿瘤的系列研究,表明中医药个体化调理与西医治疗相结合,扶正祛邪相结合,辨病辨证相结合,能够稳定病灶、延长患者生存期,同时改善症状、提高生活质量。花宝金教授提倡治病救人要体现温度,不仅要减轻身体病痛,更要关注患者的心理。他和团队依托中国中医肿瘤防治联盟和行业学会牵头制定和推广中医肿瘤临床指南路径服务肿瘤患者约2000万人次。

3."治未病"思想在肿瘤防控中的实践应用

(1)"未病先防、既病防变"思想的继承　"治未病"是中医理论中的先进理论思想之一,花宝金教授根据疾病的发展阶段,分为"未病""欲病"和"已病",对"治未病"思想进行了补充和扩展,即当前临床普遍应用的"未病先防""欲病救萌"和"既病防变"。这与西医学主张的三级预防理念不谋而合,在肿瘤的防治中也逐渐得到重视。花宝金教授继承中医"治未病"重要思想,并运用在肿瘤的防治体系中。首先,"既病防变",对于晚期肿瘤,通过中医整体调理与辨证施治,延长患者生存期,实现带瘤生存,早期肿瘤患者术后,以防止肿瘤复发、转移为要;其次,"未病先防",提出肿瘤重在预防,将癌前病变的治疗作为肿瘤全周期治疗体系的重要一环。

(2)将"治未病"防治肿瘤思想应用于临床研究　推动中医肿瘤临床研究向更加符合中医药作用特点、作用优势的领域发展，在"治未病"思想理论中体现"关口前移，预防为主"的实践性研究。花宝金教授牵头和参与的"十五"科技攻关计划课题"提高肺癌中位生存期的治疗方案研究"，"十一五"科技支撑计划课题"非小细胞肺癌中医综合治疗方案的研究"等，共收集2606例非小细胞肺癌患者。研究结果显示，中西医结合可延长晚期非小细胞肺癌患者生存期3.47个月，发现了中医药具有减少患者复发与转移的趋势与优势。因此，花宝金教授提出将研究方向转向中医药预防肺癌术后复发转移，他主持的国家"十二五"科技支撑计划"基于真实诊疗的中医病证结合方案降低非小细胞肺癌术后复发转移的临床研究"共收集507例患者，研究结果表明，中西医结合（西医常规干预结合辨证治疗）分阶段治疗方案可以防治Ⅱ–ⅢA期非小细胞肺癌转移，提高5年无病生存率23.3%，为进一步提高中西医结合防治肺癌复发转移的成功率提供了坚实的科学数据。

4."关口前移"——引领中医预防肿瘤行业发展

花宝金教授强调中医"未病先防、既病防变、瘥后防复"思想在肿瘤防治中的重要作用。他早在《人民日报》发表论述，提出了当前医疗"重治疗轻预防"的误区，提出了"癌症防重于治""关口前移防治肿瘤"等的诊疗思想，继而建立了我国首家中医防癌门诊，认为当前医学发展重心应该从肿瘤治疗转向肿瘤预防。通过多年临床与科研，逐渐形成了中医药参与肿瘤全周期事件链的防治体系，临床上为肿瘤慢病早期防控提供了中医预防示范性方案，特别是对于肿瘤术后、放化疗后患者通过中医药综合方案降低复发转移率提供了循证依据。2018年花宝金教授牵头全国128家医疗科研机构成立"中国中医肿瘤防治联盟"，为全国肿瘤预防体系平台建设奠定了有利基础。

5.建设创新团队，致力成果转化

花宝金教授在继承创新中医肿瘤学术思想的基础上，打造中医药肿瘤传承创新团队，开展成果转化相关研究，以"肺癌、胃癌、乳腺癌"作为重点研究病种，构建以中医临床医疗为核心、辨证论治为指导原则、提高临床疗效水平为目的的医教研一体化平台，建立并优化传统中医药及中西医结合防治肺癌、胃癌、乳腺癌的临床诊疗方案；陆续制定了10种常见恶性肿瘤的诊疗规范。他牵头国家十一五科技重大专项课题"肺瘤平固体制剂的中药新药研发"等多项科研课题，在中医理论指导下开展中药抗肿瘤新药肺瘤平固体制剂、复方仙酥胶囊、儿茶止泻霜等中药新药的研发，并参与了榄香烯脂质体系列靶向抗癌天然药物的开发与研究。为进一步提高治疗效应，根据前期临床实践和实验结果，他优化处方形成双参系列制剂，并获得国家发明专利，精准用于肺癌防控全链条事件中，临床应用取得良好疗效，并组织团队开展大量的临床与基础研究，为推进中医药肿瘤预防成果转化做出了应有贡献。

第十四节　胡凯文

一、个人介绍

胡凯文（1964—），主任医师、教授、医学博士，博士生导师、博士后合作导师，肿瘤绿色治疗学创始人。现任东方医院副院长，北京中医药大学中医肿瘤学系主任，北京中医药大学肿瘤研究所负责人；兼任北京绿色医疗新技术产业联盟理事长，中华中医药学会肿瘤分会副主任委员，中国医师协会肿瘤消融治疗技术专家组副组长。首创"肿瘤绿色治疗"体系，著有《肿瘤绿色治疗学》。科技部国家重点研发计划项目负责人，主持、参与国家级及省部级课题 20 余项，发表学术论文 200 余篇，独著 1 部、主编著作 4 部。获国家发明专利 4 项，中华中医药学会、北京中医药大学科技进步奖 4 项，并获国际冷冻外科学会"杰出贡献奖"。《中华肿瘤杂志》《中华中医药杂志》等学术期刊审稿人。

　　胡凯文教授是国内最早开展氩氦刀局部冷冻消融技术的专家之一，作为卫生部特约专家参加了首批三类医疗技术——肿瘤消融治疗技术管理规范的制定。对中医肿瘤的本质、病因病机、治则治法、治疗预后等方面有创新性的论述，致力于中医药事业的传承和创新，致力于微创技术与中医药融合治疗恶性肿瘤新方法的探索，开创肿瘤绿色治疗新模式，倡导建立微创手术、中医中药、生物治疗相结合的临床肿瘤治疗新体系，为年老体弱不能手术的患者和放、化疗失败的患者提供了新的治疗途径。其肿瘤绿色治疗理念在中央广播电视总台"健康之路""中华医药"、北京电视台"养生堂"节目播出，获得良好的社会效益。应邀在第十四届国际冷冻大会做主题发言，被国际冷冻外科学会授予"杰出贡献奖"。在国内多家三甲医院进行氩氦刀冷冻治疗的专题讲座，示范完成各类微创治疗手术 3000余例。推广以"低损伤、易耐受"为特点的肿瘤绿色治疗，技术辐射达东北及华北地区多家医院，前往全国多个省进行关于各省中医肿瘤专科建设培训讲座，举办多届肿瘤绿色治疗新技术论坛暨全国中西医结合治疗肿瘤新技术培训班，进一步推动了肿瘤治疗技术和方法的推广与发展。

二、主要学术思想及成就

1. 肿瘤治疗原则

胡凯文教授 2003 年首次提出"肿瘤绿色治疗"的概念，指出要以肿瘤患者生命质量为首要考虑，以"微创、低损伤、可持续"的方式治疗恶性肿瘤，自此逐渐建立起肿瘤绿色治疗新模式。肿瘤绿色治疗是一种中西医结合肿瘤治疗的新模式，以"福寿双全"的中国式生命观为首要目标，遵循控制而非根治的治疗原则。在中国哲学思想、传统中医理论指导下，肿瘤绿色治疗纳入包括微创手术、中医药、免疫治疗、低剂量放化疗等一切符合"低损伤、可持续"原则的治疗方法，使肿瘤的治疗具有持续性和重复性，堪称中国式治疗肿瘤法则。

胡教授基于传统阴阳理论，根据恶性肿瘤的生长转移特性，认为肿瘤"体阴用阳"，是一种"阴阳合体"的邪气。肿瘤患者局部多实热，全身多虚寒，因此治疗上要将局部和全身分开，局部清热为主，全身则以温补为主。因此在八纲辨证基础上引入了"病势进退缓急"这个关键因素，作为适用于癌症的纲领式辨证法，先分阴阳，再分进退、缓急、寒热、表里、虚实。病势分缓急进退，病性分寒热虚实的理论，可将癌症按其行为特征及其引发效应的变化速度和程度（依据病势）分为三期：急性期、慢性期和隐匿期。

急性期局部病灶快速进展，整体状况迅速恶化，受累症状明显突出；慢性期局部病灶基本稳定或变化缓慢，整体状况相对平稳，受累症状尚存；隐匿期基本无明显不适症状，可以有稳定或变化极缓慢的病灶存在。相应地，治疗方法依据分期而有不同，胡凯文教授提出"霸道－王道－帝道"的观点。

在急性期，针对快速进展的局部病灶，治疗策略当以杀伐有力的"霸道"为主，治疗方法可选用冷热消融、血管介入等或可称作"现代九针"的微创治疗技术，给局部病灶以快速有效的打击，使肿瘤由急性进展状态转入慢性稳定状态，逆转病势。在此阶段的治疗中，不求"彻底"和"根治"，"十去其六""衰其大半"即可，目的只在于打破正邪交争中对正气不利的局面，使机体正气得以恢复，主动限制邪气。到慢性期，针对各种残留不适，治疗策略当以和缓仁厚的"王道"为主，辨证施治，治疗技术可选用中医中药、低剂量放化疗等，以逐渐解除不适症状、唤起机体的生生之力。及至已无明显不适的隐匿期，治疗策略当以制衡有术的"帝道"为主，重视患者体质，治疗方法可采用中医药、生物免疫治疗等技术手段，以改变患者的癌体质、癌环境，以求内外平和、乱无始生。

2. 具体治法

（1）扶助正气 《素问·六元正纪大论》中提到，"大积大聚，其可犯也，衰其大半而止，过者死"。胡凯文教授提出从实质病灶的角度来讲，对于肿瘤这类大积大聚的疾病，在衰减其大半的时候，就应该停止治疗，不必完全追求根治。因为很多治疗本身在摧毁肿瘤的同时也在损伤自身机体，耗伤机体的正气。而机体正气才是抵御邪气的核心力量，肿瘤的治疗实质上是机体正气与邪气抗衡的过程，治疗只是作为"第三方"来打破正邪交争中正气薄弱、无力应战的局面，进而扭转邪盛正衰的局势。胡凯文教授在治疗肿瘤时强调保护、提升自身正气，协调阴阳盛衰。通过扶正补虚，改善机体内环境，提高患者免疫功能，增强自身机体祛除病邪的能力，压制邪气，为后续治疗创造机会，达到"养正积自除""正胜而邪却"的治疗目标。

扶正固本的方法有益气健脾、补益肺气、补益肾精、滋阴生津等，其中恶性肿瘤的治疗以固护胃气为第一要义。补益之剂的应用须遵循缓补而忌峻补，宜平补而不宜温补。常用组方为四君子汤、黄芪建中汤、玉屏风散、左金丸、肾气丸等，常用中药为黄芪、生地黄、熟地黄、人参、天冬、沙参、龟甲、鳖甲、女贞子、墨旱莲、鸡血藤、当归、阿胶、白术、山药等。

（2）"引火归原"《景岳全书·阴阳》曰："阴根于阳，阳根于阴，凡病有不可正治者，当从阳以引阴，从阴以引阳，各求其属而衰之……引火归原，纳气归肾。"引火归原法，又称"导龙入海"，主要用于治疗肾阴阳虚损致虚阳浮越，虚火上炎之症，肿瘤患者多为久病诸脏虚损，容易产生虚火，因此在辨证治疗时可合理运用引火归原法。引火归原主要是用温药治疗龙火上燔的一种方法，属于中医的从治法。陈士铎《辨证录》引火汤，熟地黄为君药，大补其肾水，麦冬、五味子为佐，重滋其肺余，金水相资，子母原有滂沱之乐，水旺足以制火矣。又加入巴戟天之温，则水火既济，水趋下，而火已有不得不随之势，更增之茯苓之前导，则水火同趋，而共安于肾宫。临床发现很多肿瘤患者常常出现双下肢发冷、沉重，却往往伴随着面颊发红、口舌生疮、口干等一系列上热之象。胡凯文教授认为此类表现主要是阴阳失衡的表现，治疗上主张以引火汤为主方，调整阴阳失衡。方中熟地黄为补阴圣药，可类比作"原材料（石油）"，用大剂量熟地黄（常常用至90g）保证充足的原材料；巴戟天味辛，气温，温肾暖宫，可类比"火源"；茯苓入脾肺，利水渗湿，肺为华盖，可通调水道，因此茯苓能调整水液代谢失衡，可类比"喷泉"；麦冬、五味子资肺阴，保证肺通调水道的功能。

（3）重视调理气机 《黄帝内经》认为，"人以天地之气生""百病皆生于气"。气机郁结的表现在肿瘤患者中普遍存在，其与肿瘤的发生、发展有相互促进的关系。一方面，气机郁结能通过降低免疫功能及使神经、内分泌功能紊乱促进肿瘤的发生、发展；另一方面，肿瘤患者的生理、心理由于疾病本身的影响容易出现气机郁结的表现。胡教授认为，调整气机是中医治疗肿瘤的一个重要方面。肝为刚脏，主升主动，喜条达而恶抑郁，肝气条达则气机通畅。胡凯文教授临证时注重调理肿瘤患者的肝气，常用越鞠丸、柴胡剂、四逆散等解郁疏肝之方剂，常用香附、乌药、木香、砂仁、枳实、枳壳、桔梗等以调整气机升降为主的药物，临证时配伍应用往往能收到良好的效果。胡凯文教授认为，肿瘤患者体虚日久，血液运行不畅，新陈代谢缓慢，加之现代人们生活水平普遍升高，很多肿瘤患者呈现营养过剩的状态，容易发展为气、血、湿、痰、食、火郁等一派郁证的体质。元代著名医家朱震亨《丹溪心法》载"越鞠丸，解诸郁"，认为越鞠丸"理气解郁，宽中除满"。在临床用药时，对于各类郁证均可配伍应用越鞠丸，对于术后患者也常常应用此方来改善术后不适症状。

（4）擅用动物类药 《神农本草经》即有虫类中药治疗肿瘤的功用记载，如土鳖虫治"血积癥瘕，破坚，下血闭"，虻虫"逐瘀血，破下血积、坚痞、癥瘕、寒热，通利血脉及九窍"，"水蛭逐恶血、瘀血、月闭，破血癥积聚"。中医认为虫类药属于血肉有情之品，以辛味、咸味居多，气平或温，多有小毒，药力峻猛。辛能散、能行，加之性温，多能通消壅滞；咸以入血，能软坚散结。恶性肿瘤多病程缠绵难愈，治疗上使用虫类药物，深入经髓骨骼剔邪，启气行血，除深伏之邪。临床常用抗肿瘤动物类药物众多，包括壁虎、蜈蚣、地龙、穿山甲（用代用品）、蟾皮、鳖甲、牡蛎、龟甲、全蝎、蜂房、九香虫、白花蛇、蛤蚧等。胡凯文教授认为临床运用动物类药物时应该应用中医的思维来剖析每种药物的特点，利用药物的形状、性味特点、归经等合理选择用药。如对于长期腹泻的患者，常用蜂房，以其大补元气之性，而非仅仅以其攻毒杀虫之用；壁虎擅于消痼积顽积，与蜂房相合常能治腹泻。由于上述虫类药物有小毒，直接服用容易损伤脾胃，因此临床上常将两味药放入胶囊中口服。穿山甲能消癥积而不破血妄行，适用于血瘀日久的病证。

（5）喜用中药外治　《医学源流论》中载："使药性从皮肤入腠理，通经贯络，较之服药尤有力，此致妙之法也。"中药外用有着简、便、效、廉、直达病所的效果，且在临床运用时副作用小，易被患者接受。

《疡科纲要》言"疡科辨证，首重阴阳"，胡教授重视局部辨证以分阴阳，在治疗癌性疼痛时亦分阴阳。

阴证主要表现为局部皮肤漫肿或结节包块，皮色不变，局部喜温喜按、怕冷，采用温阳散寒、解毒散结、通络止痛的方法，通过温通经络使疼痛局部的气滞、瘀血、寒凝得以化解，再用化痰软坚解毒药物使局部结节消散，癌毒化解，"通则不痛"，从而达到止痛功效。常用方为科室自制丁香止痛膏、冰虫止痛膏（主要药物为丁香、全蝎、生半夏、干蟾皮、细辛、穿山甲）。对局部辨证为阴证的癌性疼痛喜用芳香类中药，芳香药物多温热，能温通经络，散寒活血止痛，消肿散结，如丁香、细辛、乳香、没药等。

阳证表现为热毒聚集，局部红肿热痛，甚至溃烂，皮温升高，治疗上以清热解毒、凉血止痛为主，内服加局部外敷（或外洗），常用大黄、金银花、连翘、忍冬藤、蒲公英等药物。

另外胡凯文教授认为对于体表恶性肿物，应该应用解表透邪的药物，如麻黄、连翘、白芷、防风等。对于体表癌性溃疡等，应分清阴阳属性，合理选择药物，如溃疡局部红、肿、热、痛，创面臭秽，分泌物黏稠等皆属于阳证，应使用金银花、蒲公英、忍冬藤、薄荷等清热解表透邪；局部红、肿、热、痛不明显，分泌物清稀、无异味，则为阴证，可用麻黄、白芷、防风等；脓性分泌物较多时，可用穿山甲、白芷、天花粉等逐瘀排脓。对于体表癌性溃疡，如乳腺癌放化疗后所致溃疡，常用中药外洗加湿敷于溃疡局部，湿敷温度以接近体表温度为宜，湿敷时间不宜过长，防止因局部不透气造成温度过高加重溃疡；对于口咽部肿瘤，常用含漱法，药物宜浓煎。

第十五节　侯　炜

一、个人介绍

侯炜（1964—），男，甘肃天水人。主任医师、教授、博士研究生导师，现任中国中医科学院广安门医院肿瘤科主任，兼任中华中医药学会肿瘤分会主任委员、中国抗癌协会肿瘤传统医学专业委员会候任主委、中国中西医结合学会肿瘤专业委员会副主任委员、国家抗肿瘤药物临床应用监测专家委员会副主任委员、首届中国中医肿瘤防治联盟副主席、中国中药协会中药注射剂研究发展专业委员会副主任委员、北京医学会肿瘤学分会常委、国家食品药品监督管理总局药品和医疗器械技术评审委员等职务，为首都名中医、国之名医，享受国务院政府特殊津贴。

侯炜教授 1982 年就读于北京中医药大学中医专业，1988
年获得中医学学士学位，同年正式于中国中医科学院广安门医
院悬壶疗疾。侯炜教授在肿瘤科工作 35 年，跟师余桂清、朴
炳奎、孙桂芝、林洪生教授，全面继承了老一辈专家的学术经
验，患者遍布北京、山东、内蒙古等地，所愈者甚众，荣获第
二届"首都群众喜爱的中青年名中医"称号。工作之余，勤奋
好学的他师从林洪生教授，完成了中国中医科学院硕士研究生
的学习课程，于 2006 年以优异的成绩获得中国中医科学院硕士
学位。2015 年，开始担负起中国中医科学院广安门医院肿瘤科
主任的重任，带领科室勇攀科技高峰。他对临床和科研的执着
追求精神和严谨的治学风范，深深地感染着他周围的同事，目
前肿瘤科承担多项国家级课题、省部级课题，近 5 年拥有科研
经费 1216 多万元。他善做伯乐，甘为人梯，对身边学生的成长
时时关切，为他们引路，31 名硕博士在他的悉心培养下，逐渐
成长为中医肿瘤领域的新秀。在朴老先生的学术传承下，侯炜
教授苦心钻研，充分发挥中医优势进行肿瘤的治疗，先后主持
国家自然科学基金、北京市科学技术委员会等各级科研课题共
20 余项，在国内外著名杂志如《CHEST》《中国肿瘤》《中国中
西医结合杂志》《中医杂志》等发表论文 100 余篇，主编或参编
著作 10 余部。

侯炜教授心系同仁，十分注重优势成果的转化和推广，依
托北京市国家中医重点专科辐射工程、京津冀中医药协同发展
肿瘤专科联盟、中国中医肿瘤防治联盟、国际中医肿瘤联盟，
进一步提高优势成果辐射能力，提高全国范围内的中医肿瘤诊
疗水平，于 2020 年 10 月受任中华中医药学会肿瘤分会主任委

员。近年来，在循证医学蓬勃发展的大背景下，侯炜教授担任中国中医药循证医学中心肿瘤项目组组长，多次奔走上海、湖南、安徽、四川等地，组织和团结肿瘤领域优势资源开展循证研究，致力建成肿瘤领域具有中医药循证临床研究能力的技术平台，提高中医药治疗肿瘤的循证证据等级。研究了中医药非小细胞肺癌维持治疗方案，对于维持治疗阶段患者的有效性和安全性，验证了中医药治疗手段疗效不劣于西医学维持治疗，为临床上进一步推广该治疗方案提供依据，证实了中医药能够有效地提高肺癌患者生活质量，改善患者临床症状，降低复发转移率。组织编写了《肺癌（非小细胞型）中西医结合诊疗专家共识》《中成药治疗癌因性疲乏临床应用指南（2020年）》，不断为中医肿瘤事业贡献力量。

二、主要学术思想及成就

侯炜教授倾心于中医肿瘤事业三十余个春秋，秉承中国中医科学院广安门医院余桂清、朴炳奎主任"扶正培本"的学术观点，兼容西医学思维，创新而不离经，发挥而不叛道，在肿瘤临床实践中探索，逐步形成自己独特的学术思想体系。

1."扶正培本"继承与发展

（1）"扶正培本"的继承 侯炜教授在从事肿瘤科工作之初，继承了余桂清、朴炳奎老先生的学术思想。余老认为，中医药治疗肿瘤的疗效优势，并非直接清除瘤体、杀灭癌细胞，而是在保持瘤体稳定的前提下，使患者获得较高的生活质量和较长的生存时间。扶正培本法最能体现中医药治疗肿瘤的这一特点和优势，因此，肿瘤患者的治疗不可无扶正。朴老亦认为，正虚几乎贯穿肿瘤的全过程。正如《素问·评热病论》所云

"邪之所凑，其气必虚"，肿瘤的发生和正虚关系密切。而手术、放疗、化疗等治疗手段，在消灭肿瘤细胞的同时，也不可避免地损伤了正气。侯炜教授继承了余老和朴老的学术思想，在肿瘤的治疗过程中，始终不离"扶正培本"，常用方药有六君子汤、补中益气汤、八珍汤等。

（2）"扶正培本"的发展与创新

1）重视脾胃：在长期的临床实践中，侯炜教授发现，在癌症发病之前，患者往往有长期食用厚腻肥甘食物、饮食不节或饮食不洁等引起的脾胃功能损伤；而胃气不降、肝胃不和、脾虚胃弱、脾虚湿盛、胃阴不足等病机变化均可在肿瘤前期见到。因此，侯炜教授认为在肿瘤的发生发展中，脾胃虚弱引起的气虚血亏是重要的病理基础。脾胃作为后天之本、气血生化之源，对于调补气血、扶正培本具有重要作用。重视脾胃、顾护胃气应贯穿肿瘤治疗的始终。

术前调理脾胃，可使患者食欲增进、体质改善，为手术创造良好条件；术后气血大伤，常有气虚乏力、自汗、纳少、腹胀等症，予健脾益气，醒脾开胃，佐以补肾之剂，能迅速改善复杂症状，有利于后续治疗的推进；晚期肿瘤患者因久病致虚，常有脾虚气亏见证，予健脾益气之法治疗，可改善食欲不振、贫血、消瘦等恶病质现象。同时，侯炜教授强调，固护脾胃不是一味盲补大补，其核心实为调理中焦脾胃枢纽。除常规应用的人参、黄芪等甘缓之剂，还应抓住辨证的关键，使用淡渗、升提、清凉、疏利、燥脾、温肾、固涩等多种调理脾胃之法，如此方能气机得畅，补而中的。

2）兼顾祛邪：侯炜教授认为，肿瘤的发生发展虽以正虚为基础，但实则为一种正邪交织、虚实夹杂共同作用的疾病，由此应强调扶正与祛邪兼顾的重要性。临床上多在扶正培本的基础上，根据患者正邪之间的力量对比，酌情使用清热、解毒、化痰、逐瘀、抗癌等祛邪之法。

例如在肺癌的治疗中，侯炜教授强调，肺癌的发生虽以正虚为基础，然久则因虚致实，气滞、痰凝、血瘀亦为肺癌发生发展的重要病机。临证时常在扶助正气的基础上，选用半夏、天南星、浙贝母、杏仁、鱼腥草、夏枯草、三七、瓜蒌、桔梗等化痰、祛瘀、理气之品。又如在脑胶质瘤的治疗中，侯炜教授认为，脑为奇恒之腑，诸阳之会，位高而属阳。若正气充足，则清气上升而浊气下降；若正气亏虚，则清气不扬，浊气不得下降，邪气趁虚而入，痰浊与瘀血相互凝结，阴浊之邪积于脑内，日久便发为脑瘤。常在扶正培本的基础上，灵活运用莪术、山慈菇、威灵仙、皂角刺等解毒抗癌；清半夏、胆南星、制天南星、陈皮等清化痰浊；菊花、郁金、石菖蒲等清利头目；并擅长使用全蝎、蜈蚣、蜂房等虫类药，取其窜透性强，善搜剔攻毒之效。

2. 提出"三期三法"防治放射性肺损伤

侯炜教授在北京医科大学肿瘤医院放疗科进修期间，观察到放射性肺损伤作为胸部肿瘤放疗的常见并发症，西药疗效欠佳，严重困扰广大临床医生和患者。便潜心钻研，充分发挥中医优势进行治疗，提出"三期三法"防治放射性肺损伤，同时对疗效产生的机制进行实验研究，验证理论的科学性和有效性。

（1）**热毒炽盛期：清肺解毒法** 侯炜教授认为，放射线属于热邪之毒，初受放射线照射，热毒侵袭肺脏，肺阴受损，肺失濡养，肺之功能失司，津液输布失调，气机运行受阻，故常见咳嗽气短；津液输布失常，阻于肺脏，则可见胸闷胸痛；瘀阻日久，则可见发热、舌红、脉数。此时，放射热毒之邪侵袭机体时日较短，症状多以实证见，患者体质尚可耐受药物攻伐，需施以清肺解毒之法。此期的清肺解毒，还需在清热解毒、祛除热邪的基础上重视恢复肺宣降功能，开郁宣肺；同时注重对于阴津的保护，这对于热邪致病的治疗具有重要的意义。总体而言，应祛邪不伤正，正如古人所言："存得一分津液，便有一分生机。"

（2）阴虚热蕴期：滋阴透热法　随着放疗时间的延长，热毒之邪长期侵袭肺脏，邪热久留不去，伤及营阴，津液亏耗，营热不透，热毒久蕴，以致肺阴亏损，阴虚又致内热；内热壅盛，伤及血络，迫血妄行，血液黏滞不行又可导致郁热内生。出现干咳、痰黏难咳、喘息急促、口干咽干、舌红少津诸症。此期的病机特点以阴虚热蕴为著，需施以滋阴透热之法。正如吴鞠通所言："阳盛则阴衰，泻阳则阴得安其位……泻阳之有余，即所以补阴之不足。"此时濡养肺阴，养阴以制内火，清透热邪，热散则肺阴自生。同时可配伍补气化痰之品，以求祛其痰火，清其邪热盘踞之根。

（3）瘀血阻滞期：活血化瘀法　随着放射性肺损伤迁延日久，热毒煎灼肺阴，致肺津严重受损，正所谓"津液被火灼竭，则血行愈滞""邪热炽盛，郁火熏蒸，血液胶凝""伏火郁蒸血液，血被熬成瘀"。血瘀阻于内，与痰湿交而成疾，气血津液输布失常而难以濡养，致肺失清润，加之久病日虚，终致肺纤维化形成。临床常见喘憋气促、舌唇紫暗、舌胖大脉滑等症。瘀血与痰气交杂，阻于肺中，治宜化瘀血以消积聚，行肺气以畅血行。此期以活血化瘀为主，行气为辅。

同时，侯炜教授进一步对疗效产生的机制进行实验研究，发现"清肺养阴"法可能通过减少肺组织炎症细胞浸润，降低TNF-α、IL-6等促炎因子含量，起到治疗初期放射性肺损伤的效果。"活血化瘀"法则可能通过调节 Notch 信号通路，下调Notch1、NICD、Jagged1 表达，调节 Th17/Treg 平衡，起到防治放射性肺纤维化的作用。

3."二辨模式"诊疗肿瘤

在肿瘤的诊疗中，侯炜教授强调既要继承中医的特色，又要积极学习西医学取得的科学成果，运用中医和西医两种武器，主张辨病和辨证相结合的"二辨模式"。他认为，首先应从整体出发，掌握某一肿瘤的治疗与预后。即明确某一类型肿瘤的发生、形态学变化、病理生理及生化改变，了解其发展趋势、淋巴结转移情况、病理类型、分化程度等，此为"辨病"。在辨病基础上，还要因人制宜，进一步从细微处着手，充分运用中医理论辨证论治。比如肺腺癌患者，由于个体的差异和疾病的进展不同，可表现出诸如痰湿内蕴型、气阴两虚型等不同证型，前者应化湿祛痰、宣肺止咳；后者则宜益气养阴、扶正培本。而且，即便是同一患者，在疾病进展过程中，其中医证型也会发生改变。总之，若将疾病、证候两者割裂开来，都不能准确把握肿瘤治疗过程中的疾病现象。"二辨模式"诊疗肿瘤，各取其长，才能不断提高临床疗效。

第十六节　王笑民

一、个人介绍

王笑民（1965—），主任医师、教授、博士生导师，首都名中医，第七批全国老中医药专家学术经验继承工作指导老师，现任北京中医医院副院长，北京中医医院肿瘤中心主任，兼任中国中西医结合学会肿瘤专业委员会主任委员、北京中医药学会肿瘤专业委员会名誉主席、北京中西医结合学会肿瘤专业委员会副主任委员、中国抗癌协会整合肿瘤学分会常务委员、北京中西医结合学会副会长兼秘书长等多种职务，享受国务院政府特殊津贴，同时为《中国肿瘤临床与康复》《中华中西医临床》《中国中西医结合外科杂志》《环球中医药》《中医杂志》编委，《中华中医药杂志》《BJM open》《Trials》《Oncotarget》审稿人。

王笑民是浙江宁波人，1982年就读于浙江中医学院中医系，1987年获得中医学学士学位，同年考入北京市中医研究所攻读硕士研究生，师从郁仁存教授，最终以优异的成绩获得硕士学位。1990年正式于北京中医医院开启其漫漫行医之路。秉承着以医治病，以德济人的理念，1998年荣获"北京市优秀青年知识分子"称号。2002年开始担负起北京中医医院肿瘤科主任的重任，带领科室成功申报"国家级中医肿瘤重点专科建设单位""北京中西医结合肿瘤重点学科""北京中医肿瘤重点专科"。工作之余，他还完成了北京中医药大学博士研究生的学习课程，2005年取得了北京中医药大学博士学位。善于钻研、勤于思考的他不断丰富提升自己，思维创新，积极研发，以人为本，服务大众，2006年获得"北京首届群众喜爱的中青年名中医"称号，并任北京中医医院副院长一职至今。

在郁仁存教授的学术传承下，王笑民教授潜心研究，不断发挥中医的独特优势，积极研发创新，先后承担了国家"八五""九五"攻关课题、国家自然科学基金项目等20余项课题，获得不同级别的科研成果奖12项，2010年成为"新世纪百千万人才工程"北京市级人选，2011 年获得北京市卫生系统高层次卫生技术人才"学科带头人"层面资助。十年间发表论文百余篇，主持及参与编写著作十余部，为中医肿瘤事业的发展做出了巨大的贡献。2017 年被评为"第八届国家卫生计生突出贡献中青年专家"，同年 5 月受任中国中西医结合学会肿瘤专业委员会主任委员。2018 年入选北京市高层次创新创业人才支持计划卫生领军人才。多年来，王笑民教授多次主持参加全国性肿瘤大会并前往欧美海外国家进行学术交流，不断将中医发展及创新理念推向全国乃至世界。

二、主要学术思想及成就

1.“内虚学说”的继承与发展

（1）“内虚学说”的继承　　内虚学说是由郁仁存教授在他的专著《中医肿瘤学》中首次提出，认为它是肿瘤发生发展的基础。王笑民教授也认为元气不足，穷则思变，变异而生毒，正是因为人体虚极之处，无力制约癌毒的产生，所以才会出现这样质的变化。另外，"正气存内，邪不可干"，若人体正气不足，则无力抵御邪气，而癌毒产生后，所达之处必是虚极之所，即"邪客极虚之地"，正因为如此才使癌毒驻扎，发挥其作用。因此癌毒的不断聚集与肆虐，离不开正气的虚败，正是由于正气不足，才使癌毒的侵袭之力愈加强大，从而出现此量的变化。王笑民教授常言内虚，虚为何处，他认为其虚损之因离不开中轴之所，主要因为中位脾胃之气虚弱，运行不畅，上下不济则为病。

（2）“内虚学说”的发展与创新

1）“肾实说”的提出：王笑民教授致力于中医肿瘤原创思

维的研究和发展，建立和完善中医肿瘤的核心病因病机和治则。他认为癌病的发生虽然以正虚为基础，但也离不开癌毒这一重要因素，它的产生是由于机体内出现了本不应该存在的致病之邪。肾为先天精气化生之所，生理状态下肾精化生元气，元气滋养全身。在此基础上王笑民教授提出了"肾实说"，认为癌毒是肾精异化而来，并由后天水谷精微滋养，因此其能量来源于人体的水谷之精。癌毒肆虐，不断扩大其侵袭之力，甚至布散全身，暗耗人体气血阴阳，进一步损伤正气，使运化代谢功能失司，最终阴阳俱虚。综上，癌毒为癌病产生的始动因子，正虚为癌毒产生的基础，虚与毒交互，形成了肿瘤缠绵难去，胶着不化的结果。

2）"心神说"的提出：王笑民教授认为除了脏腑虚弱和气血运行障碍的"内虚"状态外，人体局部还应存在极虚弱破败之处，生机奄奄。此或因脏腑器官先天禀赋不足，或因外邪耗伤，又或后天耗损太过所致。心为君主之官，修复机体、协调脏腑、恢复生机为本能，心若不明、不静、不坚，则生快速修复、永生不死之妄念。永生妄念扰乱心神，元神失司，脱离常态，正常的生命节律被扰乱，功能表现的紊乱进而影响到先天肾精这一物质基础，导致部分肾精异化，化生癌毒。癌毒始生，无限生长、生机勃勃、永生不死是其特点，恰合心之永生妄念。癌毒的无限生机满足了心的妄念，于是心主导的免疫系统虽监管但不作为，使癌毒的发展及肆虐更有契机。

2. "益气活血"法的继承与发展

（1）"益气活血"法的继承　郁仁存教授强调对于益气活血法的应用，首先应以辨证为基础，即"有是证，用是药"，有气虚血瘀证，即可用益气活血法。而王笑民教授在此基础上，认为癌毒居中，不断吸引痰瘀等向其聚集围绕，影响正常气机、血道的通畅，最终运转不灵则致病。故此，行气、活血、化痰、行瘀已然成为必行之趋，所吸附卷集之物减少，可使癌毒之量减少，癌毒之体质地变软，恢复周围正常的运行，而达到治疗的效果。

（2）"益气活血"法的发展　王笑民教授将中医的君臣佐使观念创新地应用于中医肿瘤的临床思维培养与实践中，领衔开展益气活血解毒法抗肿瘤的研究。在郁仁存教授益气活血法的基础上明确疾病分期及病证邪正的辨证关系：邪盛正气尚足时，以清解癌毒为主，且若将疾病病因病机与象思维相结合，"火"可理解为六淫邪气之一，最多造成气血津液的损伤，轻而单纯饮食起居调治即可；两"火"叠加为"炎"，即炎症的炎，为更盛的阳热之邪，需用药物干预，中医清热凉血以治之，如牡丹皮、赤芍等药；"焱"为火之盛，其炎阳升腾之性更愈，损耗人体元气之力较甚，阳热已达盛极，急需清热解毒抗之，如半枝莲、白花蛇舌草等药；"燚"即在以上三者的量变极限上发生了质变，此为异常的邪火，对机体危害性极大，需用大剂量解毒抗癌，因此倍用解毒抗癌的药物才可化之。邪盛正虚者则扶正抗邪并用，正虚余邪未尽者则扶正为主，清解为辅。在攻积的治则中，考虑到癌病之积产生的原因较多，如癌毒、气滞、痰凝、血瘀、湿阻等，因此常辨证使用清热解毒、理气条达、化痰散结、活血行瘀、利湿通利等治法，君臣佐使合理调用，共成消癥攻积之功。

3.平衡理论的继承与发展

（1）平衡理论的继承　郁仁存教授体会到中医的阴阳学说指出的"阴平阳秘，精神乃治"在癌症防治中的重要意义，认为脏腑功能、气血功能、邪正之间的平衡是病情稳定的前提，治疗的目的都是使之达到新的平衡。而王笑民教授认为，肾精化生元气，以三焦为通道，流布于全身，凡脏腑、经络等组织器官，如元气不足或所化元气异常，则必然容易结聚局部，阻碍血液、津液运行，成为血瘀、痰凝的病理基础；在正常情况下，由于人的肾阴、肾阳是相对平衡的，肾气的开阖是协调的，以维持体内水液代谢的平衡。如果肾精不足，肾气亏虚，就会发生痰浊凝聚。此外，肾中精气不是无限制的，需要依靠后天补充，而肾主水液代谢，又赖脾气及脾阳的协助和制约，脾肾两脏，相互协同调节，共同主司水液代谢的协调平衡，防止水液代谢失调而生痰浊。因此王笑民教授主张治疗上畅调通路，疏利气血，周转运行为生，平衡运营方为治。

（2）平衡理论的发展与创新　元精元气皆藏于肾，肾为水脏，其卦为坎，为两阴爻夹一阳爻，水中生火，阴中有阳，为人体之元阴元阳。《医理真传》认为，人身全凭坎中这一阳爻生发阳气运行周流，阴阳互根，坎位本居下，离位居上，二者交感升降，成为坎上离下，此为天地相交、阴阳通畅的交泰之象，为"火水既济"。生理情况下，坎中一阳蒸腾并温煦肾水上升，则上之离火得以下降交潜于肾。离位本上，坎位本下，若阳独上阴独下，火独亢于上而水寒于下，则坎离分别，背道而驰，互无交感，则为死阴死阳，生机不现。天地生机被遏制会出现异常变化，人身阴阳水火升降失序，机体就会产生寒热错位，临床表现出上热下寒。王笑民教授在此基础上提出了"火水未济病机说"，认为癌毒是由坎卦中阳爻所代表的一部分元气异化而来，异化而来的癌毒在元气阳动性质的基础上变得更为阳亢、暴虐，不断流窜扩散，所到之处耗伤阴血津液，易造成局部火热或阴虚之象，病久则全身阴阳俱虚；另一方面，由于部分阳爻异化而出，导致坎中真阳受损，水中真火不旺，难以蒸腾肾水上升，致离火不能归位，故患者常表现为下部肾阳虚衰的腰膝酸软、双膝以下冰凉，而上部汗出、烦躁、目赤、失眠、盗汗等。因此，在治疗上，调济上下火水，平调为期方为治。

4. 创新中医思路，丰富理论实践

王笑民教授认为目前的肿瘤治疗就是以西医学如手术、放化疗、靶向等手段为主，而中医药则是去减毒或者增效，总是西医担当主力，中医打下手的状态，所以在西医学飞速发展的时代里，中医一定要有正确创新的理论去指导临床实践，才有可能在我们的专业发展领域中得到突破。因此王笑民教授以中字当先，一是不断深入原创性的肿瘤基础理论研究，以期从中得出新的思路应用于临床；二是发挥功能调理的特色，重视结构重建研究，以期不断减症延年，甚至缩瘤治病；三是以中医肿瘤理论创新为着眼点，从现代治疗对机体的影响建立我们中医自己的理论体系，包括从病位、病性、病势、标本缓急等方面探究疾病发生发展规律，从时机、治则、治法、药物品种及剂量的不同选择来探索疾病治疗思路，用中医的思维方法对癌病进行研究，才能在其诊断及治疗中得到新的突破，才能不断发挥我们中医论治肿瘤的优势。

第五章 验方验术

第一节 北京中医医院验方验术

一、血余蛋黄油

1. 来源

血余蛋黄油，又称黑绛丹，源自唐代刘禹锡所著《传信方》鸡子乱发膏，为血余炭合并蛋黄油的最早记载。后经我国著名中西医结合肿瘤学专家郁仁存教授进一步扩大其主治范围，经医药专家联合完善其制剂工艺，研制出了北京中医医院特色中药制剂血余蛋黄油。

2. 药物组成

血余炭、鸡蛋黄。

3. 制备方法

选取新鲜的鸡蛋煮熟，剥去蛋清，将鸡蛋黄搓碎，放在容器内用微火加热，不断翻动，加入血余炭，不断搅拌，至蛋黄渐变硬呈深棕色，出现棕色液体，过滤（去药渣），即可[1]。

4. 功能主治

功效为解毒消肿，凉血止血，生肌长肉。用于烫伤、顽固性溃疡、放射性溃疡、放射性肠炎或疮疡溃后久不收口者。

5. 用法用量

外用，取本品适量涂于患处，一日 1～2 次；或制成油纱条敷于患处，1 日 1 次或遵医嘱。

6. 临床疗效

血余炭为临床常用止血药，止血而不留瘀，用治各种出血，并有生肌敛疮功效。鸡蛋黄味厚滋补，滋阴养液，可填补真阴。临床研究发现血余蛋黄油具有促进溃疡疮面结痂、加速溃疡愈合的作用，其作用机制与降低创面脂质过氧化程度，抗氧化应激损伤，促进创周胶原形成有关[2]。血余蛋黄油是油性制剂，黏附性好，局部刺激小，采用保留灌肠的方法给药，可以直接作用于病变肠管，加速溃疡愈合，并有止血止痛之功效。较水剂灌肠液更易在直肠内保留，药物作用时间延长，从而使疗效提高，其在西医药学尚无较好处理办法的因放射治疗引起的皮肤黏膜损伤、便血的治疗方面发挥了重要作用[3]。药理学研究发现血余蛋黄油中含有多种氨基酸、多种微量元素及卵磷脂，对局部组织的营养代谢有促进作用[4]。基础研究发现血余蛋黄油具有促进小鼠毛发生长的作用，其机制可能为增高血管内皮生长因子表达，从而调节毛囊生长周期[5]。

参考文献：

［1］ 赵小伟，吴剑坤，毛克臣.我院传统手工制药工艺的传承［J］.首都食品与医药，2019，26（10）：183-184.

［2］ 张甘霖，李萍，王笑民，等.血余蛋黄油对表柔比星致慢性皮肤溃疡疮面愈合及氧化应激反应调节作用的实验研究［J］.北京中医药大学学报，2008（08）：549-552+580.

［3］　唐武军，王笑民，杨国旺，等．血余蛋黄油灌肠治疗慢性放射性直肠炎［J］.中国实验方剂学杂志，2010，16（12）：228-229.

［4］　郁仁存，饶燮卿，金铃，等．黑绛丹治疗放射性损伤的临床及实验观察［J］.实用癌症杂志，1995（03）：194-195.

［5］　曹可心，张甘霖，杨国旺，等．血余蛋黄油对C57BL/6小鼠毛发生长的影响［J］.中华中医药杂志，2017，32（07）：3273-3275.

二、化瘀丸

1．来源

北京中医医院国家级名老中医郁仁存教授通过总结多年临证经验，提出了中晚期恶性肿瘤的主要治法——益气活血解毒法，并依据此法，研制出了北京中医医院特色中药制剂化瘀丸。

2．药物组成

水蛭、虻虫、王不留行、西红花、桃仁、生黄芪、生晒参等15味中药组成。

3．功能主治

功效为活血化瘀，散结止痛。用于肿瘤患者见血瘀气滞或气虚血瘀证。症见疼痛、肿块、肌肤甲错等，舌暗或青紫，脉弦或涩。

4．用法用量

口服，一日2次，一次6g，或遵医嘱。

5．临床疗效

化瘀丸的组方包含活血药、益气药和解毒散结药。在重用活血类药物活血化瘀的基础上，根据"气为血之帅"的理论，辅以益气药，同时适量应用解毒散结之品，标本兼顾。相关临床研究结果证明，化瘀丸联合化疗可改善患者的血液高凝状态，减轻血瘀症状，并有提高化疗疗效、减少化疗毒副反应、提高患者生存质量的作用[1]。

参考文献：

[1]　杨中，徐咏梅，张青，等.化瘀丸联合化疗治疗晚期卵巢癌临床研究［J］.中国中医药信息杂志，2008（07）：17-19.

三、固本消瘤胶囊

1. 来源

固本消瘤胶囊同样为郁仁存教授应用益气活血解毒法治疗中晚期恶性肿瘤研制出的北京中医医院特色中药制剂。

2. 药物组成

冬虫夏草、西洋参、水蛭、全蝎、蜈蚣、莪术、土茯苓等。

3. 功能主治

功效为益气固本，活血散结。用于气虚血瘀证。症见乏力、咳嗽、气喘、胸痛等，舌暗红或青紫，脉弦或涩。为中晚期肺癌或术后复发见上述证候者的辅助治疗。

4. 用法用量

口服，一日2次，一次2～4粒，或遵医嘱。

5. 临床疗效

方中冬虫夏草和西洋参能够补益肺肾，水蛭、全蝎、蜈蚣、莪术、土茯苓可活血化瘀，通络止痛，全方共奏益气活血、养阴解毒、通络止痛之功。根据相关临床及基础研究证实，固本消瘤胶囊能够减轻患者的症状，改善患者的一般状况；具有稳定局部病灶、提高化疗缓解率和稳定率的作用，可减轻化疗副反应。

四、疏肝通络方

1. 来源

北京中医医院用以治疗乳腺癌术后上肢淋巴水肿的院内协定处方。

2. 药物组成

柴胡、郁金、路路通、当归、鸡血藤、络石藤、海风藤、车前子、水蛭、桂枝。

3. 功能主治

功效为疏肝通络。用于乳腺癌术后出现患侧上肢淋巴水肿的患者。

4. 用法用量

水煎服，每日一剂，早晚分服。

5. 临床疗效

方中柴胡芳香疏泄，为疏肝解郁之要药；郁金入血分而行血中之气，破瘀止痛；路路通味微苦，性平，为通络利水之要药；水蛭入肝经血分，破血祛瘀，消癥散积；当归、鸡血藤活血养血，舒筋通络；络石藤、海风藤、桂枝祛湿通络，蠲痹止痛，用于治疗拘挛疼痛、屈伸不利之症；车前子清利水湿以消肿。全方共奏疏肝理气、活血化瘀、利水通络之功。其联合理疗治疗乳腺癌术后上肢淋巴水肿总有效率高达92%，高于单纯理疗[1]。

参考文献：

[1]　唐武军，王笑民，于洁，等.疏肝通络法联合物理疗法治

疗乳腺癌术后上肢淋巴水肿 38 例［J］.中国实验方剂学杂志，2009，15（08）：90-92.

五、温经通络方

1．来源

北京中医医院用以治疗化疗相关性周围神经毒性反应的院内协定处方。

2．药物组成

生黄芪、红花、制草乌、制川乌、透骨草、当归、生艾叶、路路通、淫羊藿、冬瓜皮。

3．功能主治

功效为温经通络。用于接受可引起周围神经病变的化疗药物（如铂类、长春碱类、紫杉类等）治疗的患者。

4．用法用量

将药品装入布袋中，加水约 2000mL，煎煮 30 分钟，晾至适宜温度（35～40℃），泡洗双手、双足，每次 30 分钟，每日早晚各一次，与化疗同步使用，直至化疗结束。

5．临床疗效

温经通络方泡洗能够促使四肢末端局部血液循环加速，有助于减少化疗药物代谢产物的蓄积，可显著降低化疗相关性神经毒性反应，且操作简单，利于实施。

参考文献：

［1］ 唐武军，信彬，邓超，等.养血温经通络中药泡洗防治草酸铂所致神经毒性 54 例临床观察［J］.中医杂志,2014,55(23)：2007-2010.

六、升血汤

1. 来源

升血汤是国家级名老中医郁仁存教授依据多年临床经验总结创制的经验方，针对化疗后所出现的神疲、纳呆、面色苍白或萎黄、虚羸少气、腰膝酸软、白细胞和（或）血小板下降等，临床应用已30余年，具有增强骨髓造血功能和免疫功能的作用。

2. 药物组成

黄芪、黄精、枸杞子、鸡血藤、菟丝子。

3. 功能主治

功效为补益脾肾，益气生血。用于肿瘤放、化疗之后，白细胞降低的患者。

4. 用法用量

水煎温服，每日一剂，每日2次。

5. 临床疗效

方中黄芪药性甘温，归脾、肺经，为补益脾气之要药，同时具有养血之功；黄精归脾、肺、肾经，能补气养阴，健脾益肾；枸杞子和菟丝子滋补肝肾；鸡血藤平补气血，活血养血。全方共奏健脾益气生血、补肝肾之功效。相关临床研究显示，升血汤能提高化疗期间患者免疫功能，减轻骨髓抑制，改善生活质量[1-2]。

参考文献：

［1］ 许炜茹，张青，富琦，等.升血汤对转移性结直肠癌化疗患者骨髓抑制及免疫功能的影响［J］.中华中医药杂志，2015，30（06）：2230-2232.

[2] 饶燮卿，郁仁存，张建华，等.升血汤对肿瘤脾虚患者免疫功能的观察[J].中西医结合杂志，1991（04）：218-219+197.

七、针刺治疗化疗认知障碍

1. 来源

化疗相关的认知障碍是指因化疗所导致的记忆力、注意力、执行功能等认知功能水平的下降，严重影响患者的生活质量。北京中医医院肿瘤科采用针刺益气调神穴位治疗乳腺癌化疗所致认知障碍取得了较好疗效。

2. 功能主治

功效为益气调神。用于化疗相关认知障碍患者。

3. 穴位组成

百会、四神聪、神庭、内关、神门、风池、膻中、中脘、气海。

4. 操作手法

使用一次性无菌针刺针，百会、四神聪、神庭，斜刺 0.2 寸，施捻转补法；风池穴针尖微下，向鼻尖方向斜刺 0.8 寸；膻中穴平刺 0.5 寸；中脘穴、气海穴直刺 1 寸；内关穴、神门穴直刺 0.5 寸。每次留针 30 分钟，每周治疗 2 次，共 8 周。

5. 临床疗效

头为诸阳之会，针刺百会可开窍填髓，宁神益智；神庭可镇静安神；四神聪主治神志病，共奏通调元神之府之功效。内关可宁心安神；神门可补益心气，安定心神。诸穴合用，可心脑并治，以济益气调神、补心益智之功。研究表明针刺治疗可以明显改善认知障碍相关症状，且在治疗 8 周后疗效最明显[1]。

参考文献：

[1] 张萃，韩冬，张玉，等.针刺益气调神穴位治疗乳腺癌患者化疗所致轻度认知障碍的临床研究［J］.中医药导报，2018，24（09）：49-52.

八、针药并治术后胃瘫

1. 来源

术后胃瘫是指腹部手术后继发的非机械性梗阻因素引起的以胃排空障碍为主要征象的胃动力紊乱综合征，临床表现为术后上腹胀痛，恶心呕吐，甚至不能进食等。北京中医医院肿瘤科采用针药并治法治疗术后胃瘫综合征，取得较好临床疗效。

2. 功能主治

功效为理气通腑，祛瘀导滞。用于腹部手术后继发的非机械性梗阻因素引起的以胃排空障碍为主要征象的胃动力紊乱综合征。

3. 针药组成及操作手法

针刺穴位选用北京中医医院王乐亭"老十针"加减，取穴内关（双侧）、足三里（双侧）、天枢（双侧）和气海。根据手术部位选择上脘、中脘或下脘。手法为平补平泻。留针时间20分钟，一日一次。

中药穴位贴敷选穴神阙、涌泉（双侧），药物以和胃降气、行气通腑为法，具体包括砂仁、姜半夏、厚朴、枳实、香附、冰片。上药研成粉末，每次取10g，用适量凡士林调成糊状，外敷神阙及双侧涌泉穴，用大小适当的贴膜固定，外敷4～6小时后取下，一日一次。

针刺及外敷中药同时应用，每日1次，连续使用至判断胃瘫缓解，最长疗程为21天。

4. 临床疗效

针刺疗法联合中药穴位贴敷，可缓解胃瘫，减轻患者的腹胀、腹痛、恶心呕吐等症状，减少患者的胃液引流量，缩短留置胃管时间[1]。

参考文献：

[1] 杨国旺，郭佼，郑朝旭，等.针药并用外治法治疗消化道肿瘤术后胃瘫的疗效观察[J].中国肿瘤临床与康复，2017，24（05）：513-517.

第二节 东方医院验方验术

一、养肺方

1. 来源

全国名老中医王沛教授通过总结多年治疗肺癌经验，提出肺癌的主要治法为益气养阴，化痰解毒，并据此经验创立中医治疗肺癌经典方剂——养肺方。

2. 药物组成

党参、天门冬、麦门冬、五味子、浙贝母、生半夏等。

3. 功能主治

功效为养阴清肺，化痰解毒。可用于各种证型的肺癌及肺癌术后复发、转移的患者。

4. 用法用量

水煎服，每日一剂，早晚分服。

5.临床疗效

养肺方作为协定处方，临床观察 8 年余，在改善患者咳嗽、咳痰、咯血、胸痛、肺部感染等方面有较好的作用，并经教育部课题、首都医学发展基金等临床课题研究证实疗效显著，患者可明显改善症状，延长生存时间。

二、胃瘫外敷方

1.来源

在总结我国著名中医外科、肿瘤学专家王沛教授治疗肿瘤术后胃瘫的经验基础上，明确肿瘤患者术后胃瘫病机多脾胃虚寒为本，气滞血瘀为标，并在立法上以温通为主，创制了胃瘫外敷方。

2.药物组成

丁香、枳壳、厚朴、干姜等。

3.功能主治

功效为温阳行气，化湿健脾，通络消痞。可促进胃排空，促进胃肠蠕动，适用于胃肠功能障碍及术后出现胃肠紊乱的患者，见心下痞满，恶心呕吐，纳差，腹胀，腹部怕冷，排便困难等。

4.用法用量

外用。将中药饮片打粉，配以黄酒、香油、蜂蜜、生姜汁，调成糊状，配合膏药贴敷于中脘穴及神阙穴，每次贴敷时间 4 小时，每日 1 次。

5.临床疗效

2012 年东方医院开展"中医药治疗胃瘫等恶性肿瘤术后并发症的临床研究"课题，采用随机、双盲、安慰剂平行对照、多中心的前瞻性临床实验方法，应用胃瘫外敷方贴敷治疗消化系统肿瘤术后胃瘫并发症，结果显示胃瘫外敷方能明显减轻腹胀、恶心呕吐等症状，有效率高达44%[1]。

参考文献：

[1] 邹金艳，林军.术后胃瘫综合征的诊断与治疗 [J].国际消化病杂志，2014，34（2）：99-102.

三、丁香止痛膏

1. 来源
东方医院肿瘤科用以治疗癌痛的院内协定处方。

2. 药物组成
丁香、肉桂、全蝎、生半夏、穿山甲、薤白等。

3. 功能主治
功效为通阳通络，活血理气。适用于遇寒痛重、得温则缓的癌性疼痛，可单用亦可配合止痛药物一同使用。

4. 用法用量
外用。将中药饮片打粉，配以黄酒、蜂蜜，调成糊状，配合膏药贴敷于疼痛部位，每次贴敷时间4小时，每日1次。

5. 临床疗效
丁香止痛膏作为科室协定处方，临床观察资料丰富，对局部表现为寒证的癌性疼痛具有明显效果。此外，科室多名研究生曾以丁香止痛膏为基础进行癌性疼痛的相关研究，均获得明显疗效。

四、中药联合冷消融技术治疗晚期恶性肿瘤

1. 来源

东方医院胡凯文教授首创"肿瘤绿色治疗"理念,将微创冷冻消融技术纳入现代中医肿瘤治疗体系,创立"中药＋冷消融"的临床治疗方案,经前期研究表明可显著延长晚期恶性肿瘤患者生存期,提高生存质量。

2. 功效主治

多用于无手术机会的中晚期肺癌、肝癌患者,以及疼痛等肿瘤并发症明显,需对症治疗者。

3. 优势人群

(1)晚期肿瘤患者。

(2)高龄、体弱的肿瘤患者。

(3)传统治疗失败的患者。

4. 治疗原则

分为霸道、王道、帝道三个阶段。

(1)霸道:局部治疗。应用局部微创技术及传统中医外科手术等快速消除局部肿瘤负荷。消除或降低肿瘤对人体的消耗,激发人体免疫反应。

(2)王道:平衡内环境。改变人体正气与局部邪气的力量对比,使肿瘤患者获得较长的生存期,提高生存质量。

(3)帝道:预防复发。改变患者的生活方式(思维方式、行为方式)及内环境,中医调理后身体不利于癌肿生长,防止复发。

本治法特点为把癌症纳入全身性、慢性病控制体系,治疗可重复、可持续。

5. 治疗禁忌

（1）病灶广泛弥漫，消融治疗无法改善病情者。

（2）大量胸／腹腔积液者。

（3）病灶临近大血管，有出血风险者。

（4）配合程度不佳，无法长时间保持消融所需体位导致进针路径困难者。

（5）血小板 $< 70 \times 10^9$/L 及严重的凝血功能异常者。

（6）全身状况差（全身多发转移、严重贫血及营养代谢紊乱短期内不能改善）者。

（7）处于急性传染期的传染性疾病。

（8）此外，冷消融治疗肺癌的禁忌证还应包括肺功能严重受损，最大通气量 $< 40\%$。

6. 临床疗效

临床研究发现，中药联合氩氦刀能明显改善晚期肺癌患者咳嗽、胸痛、胸闷憋气等临床症状，提高患者的生活质量，远期在延长总生存期和无进展生存期方面表现出优势[1-2]。

参考文献：

[1] 曹阳，李泉旺，刘传波，等.氩氦刀联合中药治疗中晚期肺癌 77 例临床观察［J］.中国中医药现代远程教育,2008（08）: 925-926.

[2] 何佩珊，胡凯文，杨公博，等.中药"养肺方"联合氩氦刀冷冻治疗老年晚期非小细胞肺癌的临床研究［J］.中华中医药杂志，2016，31（09）: 3808-3811.

五、中药外敷治疗癌性溃疡

1. 来源

东方医院肿瘤科用以治疗癌性溃疡的院内协定处方。

2. 药物组成

天花粉、姜黄、白芷、赤芍、冰片、花蕊石、乳香、没药等。

3. 功效主治

功效为消炎，抗癌，去腐生肌，推陈出新。适用于癌性溃疡及放射性皮肤损伤者。

4. 用法用量

溃疡中心先用生理盐水冲洗溃疡灶，将上述药物打粉，用酒、姜汁调匀，稍加热后用无菌纱布浸泡湿敷。纱布变凉更换，重复2次，表面覆盖凡士林油纱2层。溃疡外周予天花粉、姜黄、白芷、赤芍、冰片打粉，醋调外敷，早期每天换药4次，1周后改为每天换药2次。

5. 临床疗效

临床上用于治疗癌性溃疡，能较好促进溃疡面结痂、愈合，减少出血和渗出。

第三节　广安门医院验方验术

一、益肺清化颗粒

1. 来源

朴炳奎教授根据多年的临床经验，在1985至1990年期间的国家"七五"攻关课题——益气养阴清热解毒之剂治疗非小细胞肺癌的临床与实验研究的过程中开发研制了肺瘤平膏，后更名为益肺清化颗粒，并与天津达仁堂合作申报了中药新药的临床试验，于 1995 年获得国家新药证书。

2. 药物组成

黄芪、党参、北沙参、麦冬、仙鹤草、拳参、败酱草、白花蛇舌草、川贝母、紫菀、桔梗、苦杏仁、甘草。

3. 功能主治

功效为益气养阴，清热解毒，化痰止咳。适用于气阴两虚、阴虚内热型晚期肺癌的辅助治疗，症见气短、乏力、咳嗽、咯血、胸痛等。

4. 用法用量

口服。一次 2 袋，一日 3 次。两个月为一疗程。

5. 临床疗效

朴炳奎[1]等观察益肺清化颗粒治疗 195 例原发性肺癌患者，结果发现在主要症状变化、体质量变化、生活质量评定变化、近期疗效评定、远期疗效观察、治疗前后实验室指标、毒副作用等方面益肺清化颗粒均优于化疗组。

参考文献

[1] 朴炳奎.益肺清化颗粒的开发和研究 [C].国际中西医肿瘤研究论坛论文专辑，2008：29-33.

二、健脾益肾颗粒

1. 来源

著名肿瘤学家余桂清教授依据肾为先天之本、五脏之根及脾为后天之本、气血生化之源等中医理论，以多年临床用方为基础，经过临床辨证用方、对比验证、筛选拟定有效方药，严格按照新药标准研制成健脾益肾颗粒。

2．药物组成

党参、枸杞子、女贞子、菟丝子、白术、补骨脂（盐炙）。

3．功能主治

功效为健脾益肾。用于减轻肿瘤患者术后放、化疗副反应，提高机体免疫功能以及治疗脾肾虚弱引起的疾病。

4．用法用量

开水冲服，1次10g，1日3次。

5．临床疗效

广安门医院承担多项课题结果显示，健脾益肾颗粒对宫颈癌淋巴转移有一定的抑制作用，健脾益肾组淋巴结转移率为25%，而对照组为55%，健脾益肾颗粒已成为临床上常用的预防肿瘤复发转移的方剂[1]。董海涛等[2]将528例肿瘤患者随机分为健脾益肾联合化疗组和单用化疗组，结果显示健脾益肾颗粒能明显减轻化疗毒性，改善免疫功能，提高患者生活质量。

参考文献：

[1]　林洪生，李树奇，朴炳奎.中医复方对肺癌患者抑瘤抗转移作用的研究［J］.中国中西医结合外科杂志.1998，4（5）：277-279.

[2]　董海涛，刘浩，关念波，等，健脾益肾颗粒减轻528例肿瘤患者化疗毒副作用的临床观察［J］.中国中医药信息杂志，2008，15（9）：12-13.

第四节　中日友好医院验方验术

一、溃疡油

1. 来源

针对放射性皮炎"阴虚为本、燥热为标"的基本病机，中日友好医院李佩文教授自拟中药溃疡油，并应用于临床 20 余年。

2. 药物组成

紫草、红花、黄芪、当归、大黄。

3. 功能主治

功效为清热解毒，凉血止血，消肿止痛，敛疮生肌。用于放射性皮炎、放射性口腔黏膜炎。

4. 用法用量

外用，取本品适量涂于皮肤或口腔黏膜患处，一日可多次。

5. 临床疗效

方中黄芪敛疮生肌排脓，又可弥补放射性皮炎后期气阴两虚之候；紫草化腐生肌解毒；红花活血通络，祛瘀止痛。在溃疡油防治放射性皮炎的临床观察中，证明了其可降低放射性皮肤损伤程度，提高患者皮肤对射线的耐受性，延长皮损发生的时间，在放射性皮炎的防治方面有很好的疗效[1]。溃疡油治疗放射性口腔炎的临床观察显示，溃疡油不仅可促进口腔黏膜愈合，减轻放射性口腔黏膜炎引起的疼痛，而且起效迅速，外抹方式与口腔黏膜充分接触，药效发挥持久[2]。

在油剂基础上，该方还开发出新剂型——复方溃疡凝胶。凝胶剂可长时间黏附于口腔黏膜炎的病灶特定部位，增加中药制剂在口腔黏膜上的滞留时间，从而提高吸收部位表面药物浓度，延长药物作用时间。基础实验证实复方溃疡凝胶能够促进放化疗性口腔黏膜炎愈合，明显缓解口腔疼痛，改善患者生存质量，其治疗作用可能是通过保护黏膜上皮细胞、增加唾液表皮细胞生长因子含量、减少口腔肿瘤坏死因子 –α（TNF–α）和白细胞介素 –6 表达实现的[3]。

参考文献：

[1]　柳华峰.中药溃疡油治疗放射性皮炎的临床观察［D］.北京中医药大学，2018.

[2]　顾田.中药溃疡油治疗放射性口腔炎的临床观察［D］.北京中医药大学，2018.

[3]　马莉.解毒化瘀法治疗放化疗性口腔黏膜炎的临床观察和实验研究［D］.北京中医药大学，2015.

二、平肺口服液

1．来源

平肺口服液是中日友好医院中西医结合肿瘤内科首席专家李佩文教授根据多年临床经验，以养阴清肺、解毒散结为治法的自拟方剂，目前为中日友好医院院内制剂。

2．药物组成

沙参、党参、百合、麦冬、五味子、桑白皮、浙贝母、全瓜蒌、白及、鱼腥草、白花蛇舌草。

3．功能主治

功效为清肺化痰止咳，解毒散结止血。用于痰瘀阻肺、热毒伤阴证，症见胸痛、咳嗽、咯血，舌苔黄腻，脉弦滑。是肺癌恢复期见上述证候者的辅助治疗。

4．用法用量

口服，一次 10 ～ 20mL，一日 2 ～ 3 次。

5．临床疗效

方中桑白皮、浙贝母、全瓜蒌清肺化痰止咳；百合、麦冬、五味子滋养肺阴，且五味子还可补肾纳气，敛肺止咳；白及凉血止血可清血分之热；白花蛇舌草、鱼腥草、浙贝母等均有清热解毒、消肿散结的作用。临床研究显示平肺口服液具有较好的防治放射性肺损伤的作用[1]，对胸部放疗患者的生活质量有显著的改善作用[2]；同时能够改善非小细胞肺癌患者恶病质状态[3]。实验研究中发现平肺口服液可抑制肿瘤细胞增殖、减少肿瘤新生血管形成、调节机体免疫平衡及代谢状态[4]，是延长肺癌患者生存期的独立预后因素之一[5]。

参考文献：

[1]　程志强，张嘉，刘轩，等.平肺口服液在非小细胞肺癌放疗中的应用［J］.中日友好医院学报，2009，23（6）：334-336.

[2]　程志强，张嘉，刘轩，等.平肺口服液对非小细胞肺癌放疗患者生活质量的影响［J］.中华中医药杂志，2010，10：1560-1562.

[3]　杜秀平.平肺口服液改善 NSCLC 恶病质状态及其机制研究［D］.北京中医药大学，2002.

[4]　朱世杰.李佩文.贾立群.养阴清肺方治疗肺癌的机理研究.北京中医药大学学报［J］.2004，2（27）：64-67.

[5]　朱世杰.李佩文.贾立群，等.平肺口服液延长肺癌生存期的临床观察.中华中西医临床杂志［J］，2003，3（8）：820-522.

三、实脾消水膏

1．来源

实脾消水膏是中日友好医院中西医结合肿瘤内科研制的治疗恶性胸腹腔积液的一个中药外用制剂，目前为中日友好医院院内制剂。

2．药物组成

黄芪、桃仁、红花、薏苡仁、猪苓、车前子等。

3．功能主治

功效为益气活血，渗湿利水。用于恶性胸腹腔积液。

4．用法用量

每次将20g药物纳入10cm×10cm无纺布中，外敷于恶性胸腹腔积液部位的对应体表处，涂布均匀，每天换药1次，每次6～8小时。

5．临床疗效

实脾消水膏外敷治疗恶性胸腹腔积液，可有效减少积液量，改善腹胀腹满、气短、呼吸困难等症状，提高患者的生活质量[1]。同时实脾消水膏可提高患者血液中免疫因子的数量，升高CD4/CD8比值，增强自然杀伤细胞（NK细胞）的活性，从而提高机体的细胞免疫功能[2]。动物实验研究通过多种瘤株建立小鼠腹水模型，以西药利尿剂为对照，结果表明实脾消水膏外敷小鼠腹壁对多种腹水模型有利尿作用，能明显减少腹水量，同时延长荷瘤小鼠的生存期。体外透皮吸收实验提示，实脾消水膏中黄芪甲苷等多种成分均可透皮吸收，其吸收量随时间的延长而增加[3]。

参考文献：

［1］　李佩文，谭煌英，万冬桂，等．中药消水膏外敷治疗癌性腹水 120 例临床及实验研究［J］．中医杂志，2000，41（6）：358-359．

［2］　何玉梅，薛素芬，许丽萍，等．外敷中药消水Ⅱ号治疗恶性腹腔积液免疫学探讨［J］．医学研究杂志，2006，35（9）：104-105．

［3］　谭煌英．中药消水Ⅱ号外敷治疗癌性腹水的临床及机理探讨［J］．中国中医药信息杂志，1997，4（6）：24-25．

四、通络散洗剂

1．来源

针对化疗后出现的周围神经毒性和手足综合征表现的"气虚血瘀、寒凝络阻"的基本病机，中日友好医院贾立群教授根据多年临床观察，自拟中药"通络散洗剂"。目前为中日友好医院院内制剂。

2．药物组成

老鹳草、川乌、桂枝、红花。

3．功能主治

功效为温经通络活血。用于化疗所引起的周围神经毒性及手足综合征。

4．用法用量

将中药洗剂用温水稀释至 1000mL，外用洗、浸手足，使用恒温足浴盆温浴（水温 35 ～ 37℃），每次 20 分钟，每日 2 次。

5．临床疗效

以温经通络法为治则的通络散洗剂外用能够减轻化疗周围

神经毒性及手足综合征的疼痛程度，有效降低神经毒性分级，改善患者的生活质量，且安全性良好[1]。动物实验显示，中药通络散洗剂外用可改善奥沙利铂所致周围神经毒性大鼠温度和机械刺激下的行为学改变、提高尾神经感觉神经传导速度（SNCV）以及神经生长因子（NGF）水平[2]，同时显著改善奥沙利铂所致的神经病理性疼痛，其作用机制可能与抑制脊髓背角星形胶质细胞活化进而介导的伤害性信号传递有关[3]。

参考文献：

［1］娄彦妮，田爱平，张侠，等.中医外治化疗性周围神经病变的多中心、随机、双盲、对照临床研究［J］.中华中医药杂志，2014，08：2682-2685.

［2］王媛媛，贾立群，邓博，等.温经通络散对奥沙利铂所致周围神经毒性大鼠作用机制研究［J］.中国中医药信息杂志，2015，04：70-73.

［3］王媛媛，邓博，段锦龙，等.温经通络散外用对奥沙利铂周围神经毒性大鼠神经保护作用的研究［J］.中华中医药杂志，2015，08：2917-2920.

五、痛块消乳膏

1. 来源

中日友好医院中西医结合肿瘤内科在总结癌性躯体痛的特点基础上，研制出用于治疗癌性疼痛的外用中药制剂。

2. 药物组成

延胡索、乌药、姜黄、自然铜、白芥子、冰片等。

3. 功能主治

功效为温经通络，活血止痛。用于治疗癌性疼痛中的阴寒内阻证。

4. 用法用量

将适量痛块消乳膏纳入无纺布中，外敷于局部疼痛对应的体表部位，每次 6～8 小时，每日 1 次。

5. 临床疗效

痛块消乳膏作用于局部疼痛对应的体表部位，散阴寒，化瘀血，行气血，畅经脉，而达到缓解疼痛的作用。其中延胡索辛散温通，"行血中之气滞、气中血滞，故能专治一身上下诸痛"；乌药性温祛寒，具有行气散寒止痛的作用；姜黄既入血分又入气分，祛瘀力较强，善于治疗寒凝气滞血瘀之痛证；自然铜为伤科要药，其能活血散瘀，续筋接骨；白芥子能温通经络，散结止痛；冰片善走窜而行气活血，又可清热解毒，消肿止痛，其透皮功效可助诸药吸收而增强药效。诸药相合，共奏温经通络、活血止痛之作用，治疗局部的同时，兼顾了整体的病机。临床研究表明，痛块消乳膏配合阿片类镇痛药可以有效控制中重度癌性躯体痛（阴寒内阻证），且起效快，明显延长疼痛缓解持续时间，减少爆发痛的发生，减少吗啡的用量[1]。

参考文献：

[1] 范青. 痛块消乳膏外治癌性躯体痛的临床研究 [D]. 北京中医药大学，2012.

六、止痒平肤液

1. 来源

中日友好医院中西医结合肿瘤科通过总结 8 年治疗靶向药相关皮肤不良反应的临床经验，研制了自拟清热利湿方药——止痒平肤液。

2. 药物组成

黄芩、苦参、白鲜皮、马齿苋、蒲公英。

3. 功能主治

功效为清热解毒，利湿止痒。用于治疗表皮生长因子受体抑制剂（EGFRIs）用药早期和中期出现的皮疹和皮肤瘙痒。

4. 用法用量

将止痒平肤液直接外涂于皮疹部位，维持30分钟，每日2～3次，完成后用清水洗净；如果皮疹广泛，可以用止痒平肤液加入洗澡水中，睡前泡洗30分钟。

5. 临床疗效

止痒平肤液对 EGFRIs 初期风热证、中期湿热证有很好的疗效。方中黄芩苦寒，有清热燥湿、泻火解毒的功效，尤善清上焦肺经之热，对于"肺风粉刺"的治疗为循经用药，并能清泻湿热止痒，为君药。马齿苋酸寒，有清热解毒、凉血止血、止痢的功效；苦参，大苦大寒，退热泄降，荡涤湿火，二者为臣药。白鲜皮入肺经，清热燥湿、祛风止痒为佐使之品。诸药共奏清热解毒、燥湿消肿、祛风止痒之功。临床实验已证实，止痒平肤液可有效降低 EGFRIs 相关皮疹分级，改善皮肤瘙痒、皮肤干燥、指甲改变等症状表现[1]。动物实验显示，止痒平肤液可能是通过降低血清 P 物质，下调神经激肽受体 1（NK-1R）

的表达，抑制 SP/NK-1R 结合诱导的 TNF-α 信号通路的激活而起到止痒效果的[2]。

参考文献：

[1] 彭艳梅."止痒平肤液"治疗表皮生长因子受体抑制剂相关皮肤不良反应的随机、对照、多中心临床研究［D］.北京中医药大学，2016.

[2] 彭艳梅.中医药治疗 EGFRIs 相关皮肤不良反应的临床和实验研究［D］.北京中医药大学，2019.

七、扶正冲剂

1. 来源

扶正冲剂（后更名为"健脾益肾方"）是张代钊教授较早的研究成果，用于减轻化疗患者的副反应，自 20 世纪 70 年代后期正式开始进行临床观察，经多年观察后临床疗效可靠。

2. 药物组成

党参、枸杞子、菟丝子、女贞子、补骨脂。

3. 功能主治

功效为健脾益气，益肾生髓。适用于中晚期胃癌术后化疗患者。

4. 用法用量

水煎服，每日一剂，早晚分服。

5. 临床疗效

1983 ～ 1990 年张代钊作为主要负责人之一，主持开展"'扶正冲剂'治疗中晚期胃癌术后化疗的减毒效应的临床和实验研究"，全国 20 余家单位参与，总结 996 例患者，治疗中晚期胃癌术后化疗的毒副反应。扶正冲剂有助于提高化疗完成率、改善全身情况、血象变化及免疫指标方面，后列为国家"六五"攻关课题，此课题已于 1985 年通过专家鉴定，并获卫生部科技进步二等奖。

八、扶正解毒冲剂

1. 来源

张代钊教授 1984 年开始在"扶正冲剂"的基础上研制而成"扶正解毒冲剂"。扶正解毒冲剂是一攻补兼施之剂，既可减轻放疗副反应，又可用于化疗期间，增强抗癌疗效。

2. 药物组成

黄芪、生地黄、金银花、黄连、麦冬、石斛、陈皮、鸡内金、竹茹、枸杞子、女贞子。

3. 功能主治

适用于肺癌放化疗患者。

4. 用法用量

水煎服，每日一剂，早晚分服。

5. 临床疗效

张代钊为课题组长的国家"七五"攻关课题"扶正解毒方剂癌症病人放化疗毒副反应的临床及实验研究"，通过 5 年多的临床观察及实验研究，已于 1990 年通过专家鉴定，曾获 1992 年中日友好医院科技进步奖，及 1995 年第二届世界传统医学大会国际金杯一等奖。多年来本冲剂在中日友好医院用于临床，对癌症患者放化疗中的毒副反应有明显的减轻作用。

九、扶正增效方

1. 来源

中日友好医院张代钊教授研制的用以增强肺癌放疗疗效的协定处方。

2. 药物组成

黄芪、白术、太子参、枸杞子、鸡血藤、红花、苏木、茯苓、鸡内金、石斛、沙参、金银花。

3. 功能主治

适用于肺癌放疗患者。

4. 用法用量

水煎服，每日一剂，早晚分服。

5. 临床疗效

扶正增效方的设计已经突破了中药减毒的局限，开始向中药增效的方向发展。由于肿瘤中存在乏氧细胞，导致肿瘤对射线敏感性降低。中药试图通过活血化瘀的方法，改善血液黏度及血流状况，减少乏氧细胞而达到放射增敏作用。张代钊教授为课题组主要负责人承担了国家"八五"攻关课题"扶正增效方对肺癌放射增效作用的临床及实验研究"，临床观察发现无论近期疗效还是远期疗效，扶正增效方组均明显优于对照组。

十、抗癌乙片

1. 来源

张代钊与中国中医科学院余桂清、段凤舞共同创制的"抗癌乙片"，用以防治食管癌。

2. 药物组成

黄药子、草河车、山豆根、夏枯草、败酱草、白鲜皮。

3. 功能主治

适用于食管癌癌前病变患者。

4. 用法用量

水煎服，每日一剂，早晚分服。

5. 临床疗效

本方经中国医学科学院肿瘤医院肿瘤研究所林培中教授等在河南林县食管癌高发区人群中用于治疗食管癌癌前病变，通过16年观察，发现本方使食管重度增生的癌变率降低了53.2%，此课题已于1990年通过专家鉴定，并有新药上市。

十一、加味慈桃丸

1. 来源

中日友好医院张代钊教授总结多年来临证经验同时结合脑瘤的特点自己创制的经验用方。

2. 药物组成

山慈菇、核桃仁、海马、莪术、鸡内金、薏苡仁、鸦胆子。

3. 功能主治

适用于脑瘤患者。

4. 使用方法

上药研末炼蜜为丸，每丸6g，早晚各服一丸。

5. 临床疗效

方中山慈菇性凉味辛，性凉清热，味辛能散，功能清热解毒，消痈散结，用作君药。《本草新编》言："山慈菇……可治怪病。大约怪病多起于痰，山慈菇正消痰之药，治痰而怪病自除也。或疑山慈菇非消痰之药，乃散毒之药也。不知毒之未成者为痰，而痰之已结者为毒，是痰与毒，正未可二视也。"张代钊教授的学生曾经对本方进行过动物实验研究，发现其对小鼠实体瘤有抑制作用，能延长小鼠的生存期。

十二、消水膏

1. 来源
中日友好医院院内制剂，治疗恶性胸腹水。

2. 药物组成
黄芪、牵牛子、猪苓、桃仁、薏苡仁、冰片等。

3. 功能主治
功效为健脾利水，温阳化瘀。适用于恶性腹腔积液患者。

4. 使用方法
取上述消水膏约 10g，均匀纳入大小约 9cm×12cm 的无纺膏药布内，厚度约为 5mm；对符合标准的恶性胸腹腔积液患者，进行局部皮肤清洁消毒；将上述无纺膏药布贴于恶性积液患侧在体表的投射区域，轻压边缘，使其与患者皮肤充分贴紧，增加皮肤的水合程度，促进药物吸收。根据胸腹腔积液的分度标准，少量胸腹腔积液贴 1 贴即可，中量或者大量胸腹腔积液根据情况贴 2～4 贴，每日换药 1 次，2 周为一疗程。

5. 临床疗效
消水膏是以健脾利水、温阳化瘀为主要治则的中药外用制剂，外用治疗恶性胸腹水。临床观察结果显示，治疗癌性腹水有效率为 82.5%，与常规西医疗法 46 例对照，优于对照组，且腹水内癌细胞及红细胞数量减少。临床症状改善，治疗后生存时间 4.5 个月，较对照组 2.8 个月有延长。该研究的多项相关课题曾得到国家中医药管理局、中日友好医院等资助。